Zu diesem Buch

Johannes «verordnet» seiner älteren Schwester ein Zwiebelsäckchen, weil sie Ohrenschmerzen hat. Mareike kann sich die Salzlösung für die Nasenspülung schon selbst aufziehen. Und Vater Lange verabreicht Esther jeden Morgen eine Rosmarin-Einreibung gegen den schwachen Kreislauf.

Familie Lange hat viele alte Hausmittel (wieder) entdeckt und wendet sie bei den kleinen Alltags-Wehwehchen genauso an wie bei Erkältungen oder Kinderkrankheiten.

Fieberzäpfchen und andere Medikamente sind ganz nach hinten in die Hausapotheke verbannt und nur noch für den Notfall da. Und auch dann wird erst mit dem Hausarzt besprochen, ob nicht vielleicht doch ein Naturheilmittel helfen könnte.

Petra Lange lernte als junge Mutter solche Hausmittel kennen. Zunächst voller Skepsis, entwickelte sie sich zur Fachfrau, die ihr Wissen und ihre Erfahrung auf Veranstaltungen und Wochenendkursen weitergibt.

In diesem Buch verrät sie uns ihre Rezepte für Kräutertees, Heilbäder, Inhalationen und Einreibungen. Das «Kleine Wickelpraktikum» zeigt, daß jeder zum Experten für Senfmehlkompressen oder Heublumensäckchen werden kann.

Die Symptomprüflisten helfen den Eltern, ihr krankes Kind genauer zu beobachten und, wenn nötig, auch rechtzeitig den Arzt zu holen.

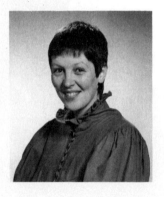

Die Autorin Petra Lange, Jg. 1952, ist pharmazeutisch-technische Assistentin, teilzeitbeschäftigt und bietet Kurse in der häuslichen Krankenpflege an. Sie ist Mutter von sechs Kindern.

Anregungen und Kritik bitte an folgende Adresse: Büro für wissenschaftliche Publizistik Dr. Horst Speichert, Teutonenstr. 32b, 65187 Wiesbaden. Hier erhalten Sie auch gegen Voreinsendung eines als Standardbrief frankierten DIN-A6-Umschlags (Langformat) einen Prospekt der Reihe «Mit Kindern leben».

Petra Lange

Hausmittel für Kinder

Naturgemäß vorbeugen und heilen

Fotografie: Bernhard Becker

Rowohlt

Dies ist ein Buch aus dem
Büro für wissenschaftliche Publizistik
Dr. Horst Speichert
Teutonenstr. 32b, 65187 Wiesbaden

Redaktion: Bernhard Schön
Umschlaggestaltung: Büro Hamburg
(Foto: New Eyes)

80.–89. Tausend Juni 1995
überarbeitete Ausgabe

Originalausgabe
Veröffentlicht im Rowohlt Taschenbuch Verlag GmbH,
Reinbek bei Hamburg, Oktober 1987
Copyright © 1987 by Rowohlt Taschenbuch Verlag GmbH,
Reinbek bei Hamburg
Alle Rechte vorbehalten
Satz Times (Linotron 404)
Gesamtherstellung Clausen & Bosse, Leck
Printed in Germany
1290-ISBN 3 499 18384 6

Inhalt

Kapitel 1
Wie ich von der Medizin kuriert wurde ... 7

Kapitel 2
... und was es heißt, nicht nur am Symptom herumzudoktern 15

Kapitel 3
Kleines Wickelpraktikum 22
Was muß ich beim Wickeln beachten 24
Ohrenwickel 25
Halswickel 29
Brustwickel 34
Bauchwickel 39
Puls- und Wadenwickel 43
Fußwickel 44
Wickel für verschiedene Anwendungen 45

Kapitel 4
Vom Inhalieren bis zum Kräutertee 49
Inhalieren 49
Spülungen 51
Bäder 56
Waschungen 75
Einreibungen 78
Tees aus Heilpflanzen 80
Honig 93

Kapitel 5
Mein Kind hat Fieber 96
Wie messe ich Fieber? 96
Was ist Fieber? 98
Warnsignale und Behandlung 101

Kapitel 6
Die 15 häufigsten Krankheiten im Kindesalter 107
Diphterie · Dreitagefieber · Erkältungen · Erbrechen und Durchfall ·
Keuchhusten · Mandelentzündung · Masern ·

Mittelohrentzündung · Mumps · Mundfäule ·
Pfeiffersches Drüsenfieber · Röteln ·
Scharlach · Soor · Windpocken

Kapitel 7
Wie halte ich mein Kind im Bett? 117

Kapitel 8
So bleibt mein Kind gesund 121
Impfen: Ja oder nein? 125
Naturgemäße Bekleidung 125
Tagesrhythmus 131
Gesunde Ernährung 133

Kapitel 9
Beim Arzt 139
Wie finde ich den Arzt meines Vertrauens? 140
Wie bereite ich einen Arztbesuch vor? 141

Anhang
Was in die Hausapotheke gehört 144
Nützliche Adressen 146
Empfehlenswerte Bücher 147
Register: Erkrankungen und ihre Behandlung 150

Kapitel 1

Wie ich von der Medizin
kuriert wurde...

Der Titelheld dieses Buches ist Johannes. Er wurde im März 1987 sechs Jahre alt und ist das jüngste meiner vier Kinder. Für ihn sind Wickel, Bäder, Tees und Inhalieren das Selbstverständlichste von der Welt.

Wenn Johannes Ohrenschmerzen hat, holt er sich ein Kamillesäckchen aus der Hausapotheke, sein weher Hals bekommt einen Zitronenwickel, das geprellte Knie eine Arnikakompresse. Eine beginnende Erkältung wird mit einem Senfmehlfußbad angegangen, wenn der Tag sehr turbulent war, legt er sich abends gern in ein Lavendelbad. Ganz fachmännisch gibt er Rat, welchen Wickel seine Schwester braucht, als sie am Abendbrottisch anfängt zu husten.

Daß diese Behandlungsmöglichkeiten meinen Kindern einmal so vertraut sein würden, hätte ich vor fünfzehn Jahren nicht gedacht.

Da hatte ich gerade meine Ausbildung als pharmazeutisch-technische Assistentin abgeschlossen. Diese Ausbildung war naturwissenschaftlich geprägt. Wir lernten einzelne Arzneistoffe in ihrer chemischen Struktur kennen und wie man ihre Wirkungsweise durch Labor- und Tierversuche nachweisen kann.

Ich war von den Möglichkeiten dieser vielen Medikamente zunächst fasziniert. In der Apothekenpraxis begegneten mir dann die Patienten, die die Wirkungen der Medikamente an sich erlebten. Auch die Problematik der Nebenwirkungen bekam so einen konkreten und persönlichen Bezug.

Wenn Eltern die Medikamente für ihre Kinder bei uns holten, waren sie weder fasziniert noch begeistert. Eher empfanden sie die Arznei als ein notwendiges Übel, das momentan Hilfe bringt, aber an der Konstitution des Kindes, an seiner Empfänglichkeit für Infekte nichts ändert.

Was die Eltern über Arztbesuche erzählten, war auch nicht gerade dazu angetan, mein Vertrauen in die klassische Medizin wieder zu stärken: Sie wurden nicht als mitverantwortliche Partner behandelt, sondern bekamen nach der Untersuchung des Kindes ein Rezept und mußten nun dreimal täglich etwas zu Hause verabreichen. Ein Ge-

7

spräch über die Gesamtsituation des Kindes, ein gemeinsam erarbeitetes Verständnis des Krankheitsverlaufs war in der Arztpraxis nicht möglich. Es wurde der jeweils betroffene Teil des Kindes behandelt, das Halsweh, die laufende Nase, der Husten. Man traute den Kindern nur selten zu, selbst etwas zu tun, um die Erkrankung zu verarbeiten.

Je häufiger die Eltern ein Rezept einlösen mußten, desto größer war ihr Unbehagen: «Er liegt schon wieder im Bett. Der Arzt hat zu dem Hustensaft jetzt noch ein Antibiotikum verordnet. Hoffentlich kriegen wir es damit in den Griff, denn wir hatten doch erst vor ein paar Wochen, als er es mit den Ohrenschmerzen zu tun hatte, ein Penicillin bekommen. Ich verstehe das gar nicht. So anfällig war ich als Kind nie.»

Bei einer einfachen Erkältung wurden schon die Medikamente für Schnupfen, Husten, Heiserkeit und «natürlich» gegen Fieber verordnet.

Die Kinder kamen schnell wieder auf die Beine, aber genauso schnell lagen sie wieder im Bett.

Ich erlebte in dieser Zeit eine Elterngruppe, die mit ihren kranken Kindern anders umging. Für diese Eltern gehörten Erkrankungen, auch die Kinderkrankheiten, zur Entwicklung des Kindes dazu. Auf ihren Rezepten fanden sich Arzneien der anthroposophisch erweiterten Medizin, von denen ich in meiner Ausbildung nie etwas gehört hatte. Die Eltern zeigten Vertrauen in die Selbstheilungskräfte des Kindes. Sie benutzten Fieberzäpfchen nur im Ausnahmefall, und die sonst für das Säuglingsalter üblichen Vitamin-D-Präparate fehlten ganz. Die Kinder schienen aber durchaus gesund groß zu werden.

Näher kennengelernt habe ich die anthroposophisch erweiterte Medizin dann während meiner ersten Schwangerschaft. Ich suchte nach einem Krankenhaus, das die Möglichkeit bot, das Kind mit auf dem Zimmer zu behalten (rooming in). Im Gemeinschaftskrankenhaus in Herdecke war das damals (1974) schon möglich.

Das Haus sah schon von außen etwas anders aus als die Krankenhäuser, die ich kannte. Dieser Eindruck verstärkte sich im Innern durch die Art der architektonischen Gestaltung, vor allem aber durch die Farbgebung. Und: es roch nicht nach Krankenhaus!

Mein erstes Erlebnis in Herdecke verlief wenig spektakulär, aber es hat vielleicht den Grundstein für mein dann wachsendes Vertrauen gelegt. Auf dem Weg zur Schwangerschaftsvorsorgeuntersuchung waren mein Mann und ich versehentlich statt zur gynäkologischen Ambulanz mehrere Stockwerke höher zur Entbindungsstation gelaufen. Ein junger Mediziner beschrieb uns zunächst den Weg zurück und brachte uns dann persönlich bis zur Ambulanz, nicht ohne vorher gefragt zu haben, ob ich laufen könne oder lieber den Fahrstuhl benutzen wolle.

Die Art und Weise der Untersuchung und Beratung vertiefte den positiven Eindruck. Das Rezept, das ich mitbekam, verunsicherte mich aber zunächst. Daß ich während der Schwangerschaft nicht ohne weiteres meine bisherigen Medikamente weiternehmen konnte, war mir ja klar. Ob aber eine Zubereitung aus Walderdbeere, großer Brennessel, Honig und Rohrzucker meinen Eisenmangel positiv beeinflussen könnte, schien mir doch sehr zweifelhaft. Und daß ein Rosmarin D_6 Dil. meinen Kreislauf morgens in Schwung bringen sollte, konnte ich mir auch nicht vorstellen. Übrigens bekam ich damals auch die erste Verordnung für eine äußere Anwendung – eine Einreibung mit Rosmarinöl.

Ich war einigermaßen erstaunt, als diese Behandlung deutlich anschlug.

Nach und nach verschwand meine Skepsis.

Die Wirkung dieser Heilmittel war nicht nachweisbar im üblichen Sinne. Ich hatte ja gelernt: wenn ein Medikament wirkt, dann kann man das in jedem Fall im Labor überprüfen. Man kann an Ratten, Mäusen, Kaninchen durch Versuche die Wirkungen und Nebenwirkungen feststellen. Das, wußte ich, ging bei den mir jetzt verordneten Mitteln nicht, es wurde aber auch gar nicht als unbedingt notwendig angesehen. Andererseits arbeiteten ja Mediziner mit diesen Mitteln, die ein ganz «normales», naturwissenschaftlich geprägtes Medizinstudium hinter sich hatten. Es mußte also Wirkungen geben, die sich der Ebene des Labors entzogen.

Die Mediziner in Herdecke hatten offensichtlich ein anderes Verständnis von Gesundheit und Krankheit. Eine Erkrankung war für sie mehr als nur ein zu reparierender Schaden. Der Kranke stand im Vordergrund. Die Diagnostik war ein Hilfsmittel für den Arzt, genauso wichtig waren jedoch das Gespräch und der Gesamteindruck, den der Patient als Mensch machte, seine Situation, sein sozialer Umkreis, sein Verhältnis zur Erkrankung. Es kam nicht so sehr auf eine möglichst schnelle Beseitigung einer Krankheit an, sondern auf ein Verarbeiten dieses Einschnittes in das bisherige Leben, wobei die medizinische Betreuung natürlich gesichert war.

Ich hatte auch schon vorher keinen Zweifel daran, daß der Körper des Menschen nicht alles ist, was ihn ausmacht; trotzdem war ich gewohnt, bei einer Krankheit zuerst den gestörten Lebensvorgang isoliert zu betrachten, nicht als einen Lebensprozeß, der den Menschen in seiner Gesamtheit, in seiner Biographie betreffen, formen und prägen kann.

Wer aber den Menschen in seiner Gesamtheit zu erkennen beginnt und gar über das Einzelwesen und die gegenwärtige Menschheit hinaus einzelne Verbindungslinien zwischen Lebensprozessen in Tier- und Pflanzenreich oder die Struktur bestimmter Mineralien im Zusammenhang mit der Entwicklung des Menschen und seines Organismus zu ziehen wagt, wird davor bewahrt sein, einzelne Lebensvorgänge wie unter Laborbedingungen zu betrachten und bloß die Reparatur einer Fehlfunktion im Auge zu haben. Er sieht und achtet das Einmalige des Krankheitsvorganges im Schicksal eines jeden einzelnen Menschen.

Dieses Verständnis von Krankheit und Gesundheit entwickelte sich bei mir in einem jetzt zwölf Jahre dauernden Kontakt mit den Ärzten, die uns und unsere Kinder behandeln.

Ich lernte an meinen Kindern die rhythmischen Prozesse in Erkrankung und Gesundung zu beobachten und zu fördern durch eine entwicklungsgemäße Gestaltung der häuslichen Umgebung in Spielzeug, Kleidung und Ernährung, durch rhythmische Gestaltung des Tages und der Woche sowie durch die entsprechende Begleitung im Kindergarten und in der Schule bis hin zum Entdecken der Musik.

Wenn man weiß, daß man mit pünktlichen Essenszeiten den Magen des Kindes «gesund erzieht», so daß er zu bestimmten Zeiten bereit ist, voll aktiv zu sein, dazwischen aber Ruhezeiten hat (und nicht immer bereit sein muß, zwischendurch Gegessenes, oder die einmal um 12 Uhr, einmal um 14 Uhr stattfindende Mittagsmahlzeit zu verarbeiten), wird man die Essenszeiten konsequenter festlegen.

Wenn man weiß, daß Nieren und Blase des Kindes rhythmisch arbeiten, wird man sein Kind nicht mit einer Nuckelflasche großwerden lassen.

Wenn man weiß, daß ein Kind seine Wärmeregulationsvorgänge noch nicht beherrscht, die Wärme als notwendige Grundlage zum Aufbau des Organismus braucht, wird man zur Wollunterwäsche greifen, weil keine andere Faser ein so gutes Wärmehaltevermögen hat, ohne daß es zu einem Wärmestau kommt. Glücklicherweise gibt es heute so feine Wollqualitäten, daß die Kinder diese Unterwäsche auch gerne tragen.

Wenn man entdeckt, daß das Gehör des Kindes nicht fertig ausgebildet ist, wird man bemüht sein, es nicht durch eine Geräuschkulisse (z. B. durch ein die Hausarbeit untermalendes Radiogerät) abzustumpfen.

Wenn man erfährt, daß sich der Kehlkopf des Kindes beim Erlernen der Sprache ausbildet, wird man auf die Qualität des gesproche-

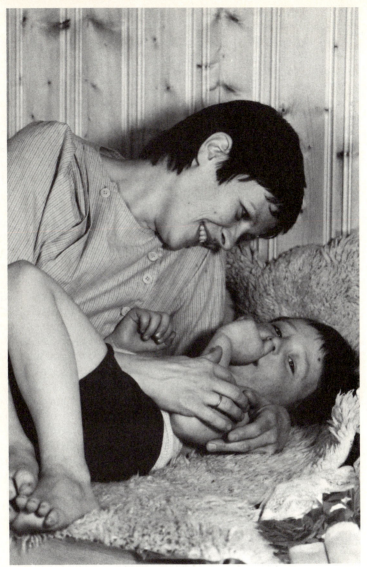

Wickel machen Spaß – auch Johannes, dem jüngsten Lange

nen Wortes achten. Ist eine Kassettenaufnahme wirklich vergleichbar mit einer selbsterzählten Geschichte von Vater oder Mutter?

Wenn man bemerkt, daß die Organe des Kindes ihre Tätigkeit rhythmisch aufeinander abstimmen, wird man durch eine rhythmische Gestaltung des Tages und der Woche versuchen, diese Prozesse zu unterstützen.

Wenn man weiß, daß das Kind in den ersten sieben Lebensjahren seinen Körper komplett neu aufbaut, alle von der Mutter mitgegebenen Stoffe dann ausgetauscht sind, wird man bei der Ernährung ein anderes Qualitätsbewußtsein entwickeln. Bei uns führte es dazu, daß wir soweit wie möglich Produkte aus biologisch-dynamischem Anbau – Demeter, Biodyn – verwenden. Damit unterstützt man gleichzeitig eine Landwirtschaft, die bemüht ist, die Erde pfleglich zu behandeln, die versucht, den geschundenen Boden gesunden zu lassen. Und man lebt und ernährt sich wieder in jahreszeitlichen Rhythmen, paßt die Nahrung der Jahreszeit an.

Wenn man einmal bewußt erlebt, was beim Kind passiert, wenn ein Erwachsener es wutentbrannt anbrüllt, wie das Kind blaß wird, seine Augen sich vor Schreck weiten, wie sein Atem stockt, und man sich einmal vorstellt, was damit alles im Innern des Kindes passiert, wird man schleunigst an sich selbst arbeiten, um solche in der Wiederholung krankmachenden Ausbrüche zu vermeiden.

Wenn man weiß, welch tiefe Spuren die erzieherischen Bemühungen im Kindergarten und schulischen Bereich im Organismus des Kindes hinterlassen, wird man nach einer Pädagogik suchen, die sich an dem Entwicklungsstand des Kindes orientiert. Wir haben sie in der Pädagogik Rudolf Steiners im Waldorfkindergarten und in der Waldorfschule gefunden.

Wenn man sich mit dem Gedanken vertraut macht, daß Bewußtseinsprozesse (sehen, hören, denken) Abbauprozesse sind, wird man sein Kind nicht zu früh mit Lesen-, Schreiben- und Rechnenlernen belasten, sondern warten, bis Wachstumskräfte frei sind (z. B. wenn es seine Schulkindzähne bekommen hat, und dort keine Wachstumskräfte, sondern nur noch Regenerationskräfte braucht) und ihm diese Wachstumskräfte nun in umgewandelter Form als Denkkräfte zur Verfügung stehen.

Wenn man lernt, sein Kind als individuelles Einzelschicksal zu betrachten, wird man aufmerksam auf die biographischen Einschnitte, die dieses Kind erlebt. Das Schablonenhafte: wann kann ein Kind sitzen, stehen, sprechen, sauber sein... verliert an Bedeutung. Es gibt allenfalls den Rahmen ab für die ganz individuelle Entwicklung.

Die Bedingungen für eine gesunde Umgebung und Begleitung des

Kindes umfassen also sehr viel mehr als das Verhindern oder Behandeln von Krankheiten!

In diesem Entwicklungsprozeß stand ich nicht allein. Bekannte und Freunde bemühen sich mit uns um eine vertiefte Betrachtung des Menschen und insbesondere des Kindes in Gesundheit und Krankheit. Mit einigen davon haben wir uns vor sechs Jahren zusammengeschlossen, um Ansprechpartner und Helfer für andere Eltern zu sein.

Mittlerweile sind wir als Patienteninitiative eine Arbeitsgruppe im Verein für ein erweitertes Heilwesen, Bad Liebenzell/Unterlengenhardt. Gemeinsam erarbeiten wir uns die Grundlagen für unsere praktische Arbeit.

Als eine der ersten Aktivitäten traten wir stellvertretend für viele hundert Eltern öffentlich dafür ein, daß trotz der Vorschriften der Krankenkassen die Kinderambulanz des Gemeinschaftskrankenhauses in Herdecke auch für sozialversicherte Eltern mit ihren Kindern zugänglich bleiben konnte. Diese erfolgreiche Auseinandersetzung machte uns Mut, für die natur- und menschengemäßen Heilmittel und Heilmethoden einzutreten und sie gegen bürokratische Hindernisse zu schützen. Im Verein für ein erweitertes Heilwesen arbeiten in diesem Sinne viele Arbeitsgruppen in ganz Deutschland zusammen.

Darüber hinaus sind die «Wickelkurse» ein wichtiges Aufgabengebiet geworden. Gemeint sind hier die therapeutischen Wickel, nicht das Wickeln von Säuglingen als Nässeschutz.

In der Kinderambulanz gehören diese Wickel zu den häufig verordenten Anwendungen. Aus Gesprächen mit Eltern ergab sich der Wunsch, diese Anwendungen in Kursen zu erlernen, so daß im Krankheitsfall schon eine gewisse Sicherheit besteht. So begann unsere Arbeit auf diesem Gebiet. Ich übernahm die Kursarbeit, und in gemeinsamer Arbeit mit den Gruppenmitgliedern entstand das Heft «Kleines Wickelpraktikum», das den Müttern und Vätern als Erinnerungshilfe nach dem Kurs diente und für das Kapitel über Wickel in diesem Buch die Grundlage bildet.

In den Kursen erleben einige Teilnehmer zum ersten Mal, was es heißt, in Quark oder Senfmehl gewickelt zu werden, eine heiße Teekompresse auf den Bauch zu bekommen und danach mit einem Rosen-Hautöl eingerieben zu werden. Andere erfahren, wie kräftig man die feuchtheißen Kompressen auswringen muß, bevor man damit einen Wickel machen kann, oder wie man eine Zitrone unter heißem Wasser ausdrückt. Neben dem praktischen Üben bleibt Zeit für das Gespräch. Dabei tauchen immer wieder Fragen auf wie:

Wie bringe ich einen dreijährigen Tausendsassa dazu, mit einem Wickel still im Bett zu liegen?

Warum wissen die Kinderärzte noch so wenig von diesen Möglichkeiten?

Meine Tochter mag überhaupt keinen Tee, was mache ich da?

Was die Kinderärzte betrifft, so erwacht deren Interesse häufig, wenn eine Mutter von ihren positiven Erfahrungen berichtet, oder sie erfahren, daß manche Mediziner schon seit Jahrzehnten mit diesen Methoden auch im klinischen Bereich erfolgreich arbeiten.

Die Wickelkurse fanden zunächst in der Umgebung des Krankenhauses statt, in Kindergärten und Schulen. Bald jedoch setzten sich Eltern für Kurse in Einrichtungen an anderen Orten im Ruhrgebiet ein. Kurse in Arztpraxen kamen hinzu, und schließlich wurde ich auch außerhalb des Ruhrgebietes eingeladen.

Einer der Kurse im süddeutschen Raum führte zu mehreren Rundfunksendungen zu diesem Thema mit starker Resonanz. Unser «Kleines Wickelpraktikum» wurde nun auch verschickt.

Bei einer Live-Sendung des Südfunk Stuttgart für die Reihe «Der grüne Punkt» auf der Funkausstellung in Berlin 1985 trat der Herausgeber dieser Buchreihe, Dr. Horst Speichert, an mich heran. So entstand mit einigem zeitlichen Abstand (erst einmal mußte ich ein altes Haus renovieren und einen Umzug überstehen) dieses Buch.

Ich möchte mit meinen «Hausmitteln für Kinder» wie in meinen Kursen zunächst einmal praktisch anleiten, darüber hinaus aber Anregungen geben, daß sich die Leser mit der heute üblichen medizinischen Sicht und Betreuung auseinandersetzen. Das Buch soll helfen, ein krankes Kind als Gesamtpersönlichkeit zu sehen und die unvermeidlichen Krankheitsprozesse natur- und menschengemäß begleiten zu lernen.

Wer als Mutter oder Vater so wach wird an seinem Kind, kann auch Partner sein für den Arzt und diesen ermutigen, nicht nur durch rasche Beseitigung der Symptome die besorgten Eltern zufriedenzustellen, sondern sich dem Lebensprozeß als Ganzem zuzuwenden, der in der konkreten Erkrankung vorgefunden wird. Dabei steigert eine von der vordergründigen Sorge losgelöste Beobachtung und Betreuung des Kindes durch die Eltern auch die Erkenntnismöglichkeiten des Arztes. Die Eltern werden in Abstimmung mit dem Arzt die Grenzen der häuslichen Behandlung und Betreuung des Kindes erkennen und nach und nach verantwortungsvoll erweitern lernen.

Kapitel 2

... und was es heißt, nicht nur am Symptom herumzudoktern

Babys und Kindergartenkinder sind von allen möglichen Krankheiten betroffen. Da wollen die Kinderkrankheiten wie Windpocken, Röteln, Keuchhusten, Mumps, Masern, Scharlach überwunden werden, aber auch andere, fieberhafte entzündliche Reaktionen.

Besonders das Kindergartenalter ist eine ganz wichtige Zeit der Immunisierung. Im Schulalter sollte dieser Entwicklungsprozeß abgeschlossen sein. Dafür treten jetzt die «Schulkind-Krankheiten» auf. Die Kinder klagen über Kopf- und Bauchschmerzen, Übelkeit, Brechreiz, Herzklopfen, Schwindel und Schwäche. Die Eltern sorgen sich, weil das Kind nervös und blaß ist, Schatten unter den Augen hat und wenig ißt. Erst mit der Pubertät wird wieder ein stabilerer Zustand erreicht.

Warum bekommt denn gerade Johannes diese Krankheit und die zwanzig anderen in der Kindergartengruppe oder seine Geschwister nicht? – Diese Frage läßt sich nur ungenügend mit dem Hinweis auf Viren und Bakterien beantworten.

Es ist bei Kindern nicht anders als bei Erwachsenen: Ursachen und Verläufe von Krankheiten können individuell sehr unterschiedlich sein.

Ein Kind fühlt sich nicht ganz wohl, ißt wenig, schläft viel, seine Nase läuft etwas, ein anderes fiebert, bekommt zur Triefnase eine Mittelohrentzündung und braucht zwei Wochen, bis es wieder in den Kindergarten gehen kann. Ein drittes kann seine Erkältung gar nicht überwinden und hat schließlich noch eine Lungenentzündung. Bei dem einen heilt auch eine verschmutzte Wunde komplikationslos ab, bei dem anderen eitert jede kleine Schnittverletzung.

Gesundheit wird heute oft gleichgesetzt mit dem Fehlen von Krankheit. Ich beschreibe sie lieber als Gleichgewicht zwischen allen körperlichen, seelischen und geistigen Tätigkeiten – oder in der Definition der Weltgesundheitsorganisation (WHO):

Gesundheit ist allseitiges körperliches, seelisches und soziales Wohlbefinden.

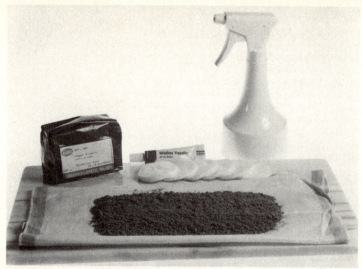

Der Senfmehlwickel wird auf S. 33 beschrieben

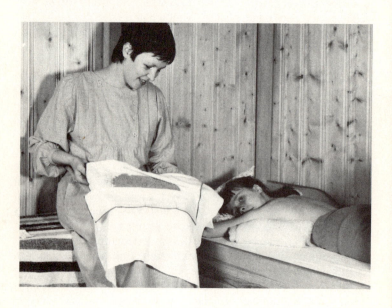

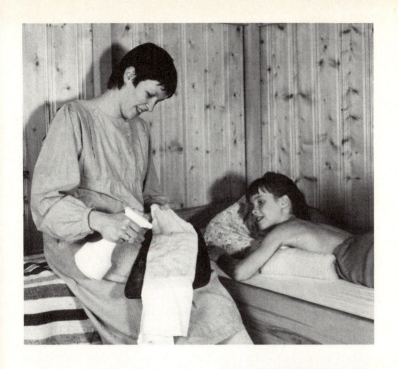
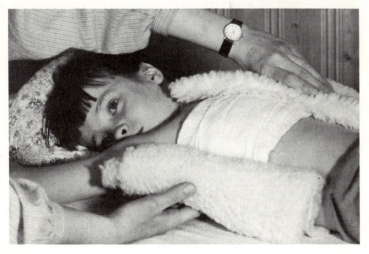

Gesundheit ist kein einmalig erworbener Zustand, den man bei einer Erkrankung verliert, sondern ein ständiges Gleichgewicht-Halten zwischen auf- und abbauenden Kräften im Organismus. Erst ein Ungleichgewicht dieser Kräfte schafft die Voraussetzung für eine Erkrankung. Erst wenn die Harmonie gestört ist, können Krankheitserreger die Oberhand gewinnen.

Eine Behandlung der Krankheitssymptome hat mit Heilen noch nichts zu tun. Sie schafft unter Umständen die Voraussetzung für den Heilungsprozeß.

Heilung ist ein ebenso individueller Prozeß wie eine Erkrankung. Der Patient muß aus sich selbst heraus die Kräfte mobilisieren, die ihn heil werden lassen. Diesen aktiven Prozeß der Heilung versucht man z. B. mit den äußeren Therapien anzuregen. Der Gesamtorganismus wird anders als bei innerlich eingenommenen Medikamenten oder einer Diät, die primär über die Stoffwechsel wirken, über das Nerven-Sinnes-System zu einer Reaktion aufgerufen.

Das Kind hat die Möglichkeit, mit diesen unterstützenden Handlungen aktiv seinen Körper «in Gang» zu bringen. Es lernt, auf eine Erkrankung zu reagieren, sich aktiv damit auseinanderzusetzen und erwirbt mit dem Durchstehen der Kinderkrankheiten meist eine lebenslange Immunität. Über die vielen verschiedenen Erkältungskrankheiten erwirbt es seine individuellen Abwehrstoffe.

Die Behandlung sollte darauf ausgerichtet sein, dem Kind wieder zu einem – nach der Krankheit neuen – *Gleichgewicht* zu verhelfen.

Warum sind mir gerade die therapeutischen Anwendungen so wichtig?

Ein äußerer Wärmereiz ruft eine stärkere Durchblutung an den Organen hervor, die zu dem behandelnden Bereich gehören. Blut wird zur Hautoberfläche geleitet. Die Wärme eines Bauchwickels sinkt nicht einfach in den Bauchraum hinab, sondern verstärkt die Durchblutung der Stoffwechselorgane und wirkt so entspannend und krampflösend.

Ein Kältereiz ruft eine gegenteilige Reaktion des gesamten Organismus hervor. Die Blutgefäße der Haut werden in dem zu behandelnden Bereich verengt, die Durchblutung verringert, die Poren ziehen sich zusammen. Erst dann wird die Durchblutung verstärkt, das Wikkeltuch wird durchwärmt, bei entsprechender Liegezeit getrocknet.

Der Reiz, den ein feucht-kühler Wickel ausübt, bedeutet eine kräftige Reaktionsmöglichkeit für den Organismus. Eine Wärmebehandlung kann man verstärken, wenn man ganz in der Wärme entstandene pflanzliche Öle und Fette verwendet.

Benutzt man ätherische (duftende) Öle, so erlebt man deren Wir-

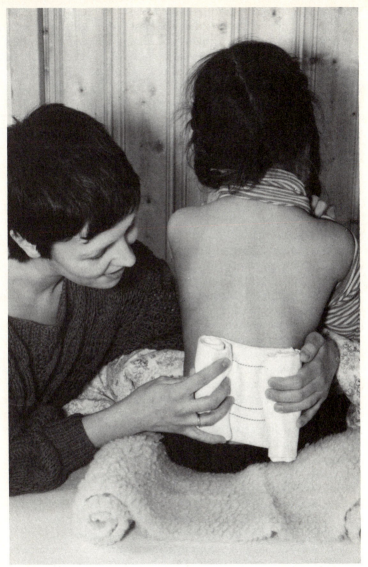
Die Wärme eines Bauchwickels wirkt entspannend und krampflösend (siehe S. 18)

kung nicht nur auf der Haut, sondern auch durch die Nase. Der Geruchssinn wird beteiligt und zeigt, daß die Wirkung den seelischen Bereich umfaßt: Es gibt Düfte, die man gerne mag und noch mit geschlossenen Augen intensiver zu erleben versucht, die beim Einatmen beruhigen, die harmonisierend wirken, z. B. Lavendel, Rose. Auf andere reagiert man sofort mit Antipathie.

Bei einem Bad steht die gesamte Hautoberfläche als Mittler zur Verfügung, aber auch der Geruchssinn wird angesprochen. Ein Bad wirkt umfassend auf den Körper, es durchwärmt, regt die Ausscheidungen an, kann Verkrampfungen lösen.

Ein am richtigen Ort angebrachter Schmerzreiz, wie die brennende Wärme eines Senfmehlwickels, kann z. B. eine schmerzhafte Stirnhöhlen- oder Nasen-Nebenhöhlen-Entzündung positiv beeinflussen.

Der Vermittler bei allen äußeren Anwendungen ist die Haut. Sie umschließt unseren ganzen Körper – als Schwelle, nicht als feste Grenze. Umwelteinflüsse, Licht, Luft, Sonne, Wasser, Kleiderstoffe, aufgetragene Substanzen –, alles wird von ihr wahrgenommen, abgelehnt oder umgewandelt ins Innere weitergegeben. Und durch sie gibt der Organismus körpereigene Stoffe (Schweiß, Stoffwechselprodukte) an die Umwelt ab. Die Haut atmet. Über sie reguliert der Körper seine Temperatur. Unentwegt laufen komplizierte Regulationsvorgänge ab, damit sie aufrechterhalten werden kann. Bei Kälteeinwirkungen verengen sich die peripheren Blutgefäße, der Organismus hält das Blut im Inneren zurück, die Poren sind eng, die Haut fühlt sich kühl an. Bei Hitzeeinwirkung wird vermehrt Blut aus dem Körperinneren an die Körperoberfläche gebracht, die Blutgefäße sind weit, die Poren geöffnet, die Haut fühlt sich warm an. Jeden Tag wird etwa ein Liter Wasser über die Haut ausgeschieden.

Die Haut prägt unsere äußere Erscheinung. Die Haut des Säuglings ist noch fast so durchlässig wie eine Schleimhaut, sie ist so empfindlich, daß nur qualitativ hochwertige Stoffe mit ihr in Kontakt kommen sollten. Bei einem alten Menschen sieht man an der Haut die Spuren des ganzen Lebens.

Viele Erkrankungen innerer Organe werden an einer Veränderung der Haut sichtbar. So z. B. eine Leberentzündung durch die Gelbfärbung, eine Nebennierenerkrankung durch die Braunfärbung.

Auch seelische Prozesse spiegeln sich auf der Haut: Sie wird bleich, kühl und feucht, wenn jemand Angst hat, im Zorn wird sie tiefrot, Begeisterung läßt sie gut durchblutet und glänzend erscheinen.

Die Haut ist dreigegliedert: Oberhaut – bis in ihre mittlere Schicht von feinen Nervgeflechten durchzogen; Lederhaut – mit Kapillargefäßen; Unterhautfettgewebe – mit Talg- und Schweißdrüsen.

Ein Wickel mit einem Salben- oder Öltuch spricht primär die Nerven-Sinnes-Organe der Oberhaut an und löst über sie die Reaktion des Gesamtorganismus aus. Eine Massage wirkt dagegen bis in die Stoffwechseldrüsenschicht hinein.

So kann man durch die Auswahl der äußeren Behandlung verschiedene Prozesse in Gang setzen – jeder äußeren Behandlung aber wird der Gesamtorganismus antworten. Über den «Sofort-Effekt» der Behandlung wird man bei entsprechender Ausdauer und regelmäßiger Behandlung eine Umstimmung des Organismus erreichen. Bei den Kindern ist das noch viel leichter als bei den Erwachsenen. Es lohnt sich, einen Versuch zu unternehmen.

Durch die äußeren Anwendungen intensiviert sich auch der Umgang mit dem kranken Kind. Es erlebt den Betreuer als aktiven Teil der Krankheit, er kann ihm *haut-nah* helfen.

Gerade die Ölwickel sind beliebt. Ein erkältetes Kind, das am Abend einen mollig warmen Lavendelöl-Wickel bekommt – und vielleicht eine besonders schöne Geschichte dazu –, ist schnell als «Wickelpartner» gewonnen, und man muß aufpassen, wann der Husten vorbei ist, denn es gibt immer mal wieder Kinder, die abends zu hüsteln beginnen und ihre Schlafanzugjacke hochhalten: «Ich brauch mein Duftetuch – ich hab noch sooo schlimm Husten.»

Man hat kaum mehr Arbeit mit einem solchen Wickel, wenn Tücher und Substanzen bereitliegen. Auch für den Erwachsenen ist es schön, sich an der Pflege eines Kindes in ungewohnter Form beteiligen zu können. Während der Wickelzeit kann er sich ganz aus dem Alltagstrubel zurückziehen, auch er kommt zur Ruhe.

Wenn Sie beim Lesen dieses Buches die Wickelwirkung kennen- und schätzengelernt haben, ist der Schritt, sie tatsächlich anzuwenden, gar nicht groß. Und es ist wie beim Kochen: Meister werden Sie nicht durchs Lesen, sondern durchs Tun!

Kapitel 3

Kleines Wickelpraktikum

Um Wickel und Kompressen als Hausmittel anwenden zu können, müssen Sie zunächst Ihre Hausapotheke um einige Teile erweitern: Die Wickeltücher müssen *griffbereit* sein, ebenso wie ein kleiner Vorrat an Substanzen oder Tees. Die Länge und Breite der Tücher wird am noch gesunden Kind abgemessen, zugeschnitten oder gestrickt – wenn Ihr Kind erst krank ist, werden Sie meistens keine Zeit mehr dazu haben. Was sonst noch alles in Ihrer Hausapotheke vorhanden sein sollte, habe ich im Anhang zusammengestellt.

Nur Wickeltücher aus Naturmaterialien schaffen die Voraussetzung dafür, daß der Organismus in gewünschter Weise reagieren kann:

Wolle – selbstgestrickte Wickeltücher (Rippenstrick eins rechts, eins links); Schafwollschal; Webpelz; Wollflanelltuch; unversponnene gekämmte Rohwolle (Krempelflor)

Seide – Bourette-Seide (z. B. Windeleinlagen der Firma Naturinchen, Berlin)

Leinen – aus Meterware oder z. B. aus Geschirrtüchern

Baumwolle – Mullwindeln; Moltontücher

Wenn Sie mehr über Eigenschaften der einzelnen Fasern wissen möchten, lesen Sie im Abschnitt «Naturgemäße Bekleidung», Seite 125, nach. Bezugsadressen finden Sie im Anhang.

Wickeln will gelernt sein

Jeder Wickel besteht aus mindestens zwei Tüchern: dem Innentuch und dem umhüllenden Wolltuch.

Wickelaufbau

Innentuch – Träger der Wirksubstanz, so groß wie der zu behandelnde Bereich

Zwischentuch – so groß, daß es das Innentuch etwas überragt (evtl. entbehrlich)

Außentuch – so groß, daß es das Zwischentuch etwas überragt, nicht zu dick, damit es sich anschmiegen kann (Luftlöcher vermeiden!)

22

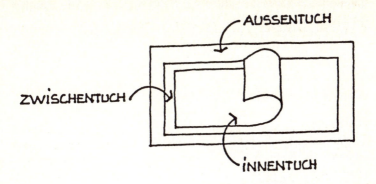

Befestigung – mit Klettband, Leukoplast oder einem Band, das mit Hilfe einer Häkelnadel durch das übereinanderlappende Tuch geknüpft wird (Wolltuch)

Wahl des Wickeltuches

Feuchte Kompressen – dicke Tücher, Leinen oder Moltontuch
Ölauflagen – dünne Tücher, Baumwoll- oder Bourette-Seidentuch
Salbenlappen – dünne Tücher, Baumwoll- oder Bourette-Seidentuch
Quarkanwendungen – dünnes Innentuch, Baumwoll- oder Bourette-Seidentuch, gut saugendes Zwischentuch oder Rohwolle, Vorsicht: Wolle filzt!

Mit der entsprechenden Substanz (z. B. Kamille, ätherische Öle, Essenzen) zusammen kann es dann auch schon losgehen.

Für das Kind ist es vielleicht zunächst einmal ungewohnt; statt der herb-süßen Hustensaftmedizin wird ein flauschig-weiches Wolltuch bereitgelegt, ein duftendes Öltuch erwärmt. Auf die Haut gelegt, fühlt es sich vielleicht zunächst komisch an, wenn Sie aber – froh darüber, daß Sie alle Tücher glatt und faltenfrei befestigt haben – anfangen, eine besonders schöne Geschichte zu erzählen, wird es «wickelgemütlich».

Der kleine quirlige Kerl, der am Abend gar nicht müde ist – ganz im Gegensatz zu seinen Eltern –, genießt es, Hilfe durch einen warmen Bauchwickel zu bekommen. So kann das Wickeln nicht nur zur Behandlung akuter oder chronischer Krankheiten eingesetzt werden, sondern auch als Hilfestellung zur Bewältigung von Alltagsproblemen am Rande von Gesundheit und Krankheit.

Eine Checkliste kann die Vorbereitungen erleichtern.

Was muß ich beim Wickeln beachten

· Bett richten
· Zimmer lüften (alle Wickel vertiefen die Atmung)
· den Patienten zur Toilette schicken
· alles bereitlegen
· innere Ruhe und Freude entwickeln
· überlegen, was erreicht werden soll
· für warme Hände sorgen
· evtl. Patienten mithelfen lassen
· Patienten informieren (beim Kind «märchenhaft»)
· Füße abstützen (gibt dem liegenden Patienten ein Sicherheitsgefühl)
· rundherum einen Abschluß schaffen (dem Organismus Konzentration ermöglichen, ein Luftloch, ein kalter Fuß lenkt ab)
· äußere Ablenkung verhindern (ruhige Umgebung)
· Patienten ernst nehmen (statt: «Stell dich nicht so an...»)
· Patienten beobachten (schriftlich: welcher Wickel, wie heiß, wie lang, welche Reaktion und wann usw.)
· die zur Verfügung stehende Zeit halbieren (die eine Hälfte für die Anwendung, die andere für die Nachruhe – gehört zur Behandlung!)
· ein feucht-warmer Wickel sollte eine halbe Stunde liegenbleiben, eventuell mit Wärmflaschen anschließend eine Stunde Nachruhe
· Wickel in einen Rhythmus eingliedern (Tag- und Wochenrhythmus)
· Wärme langsam ausklingen lassen

Nun kann es losgehen. Ich habe für Sie Wickel-Anwendungen zusammengestellt – von den Ohren bis zu den Fußsohlen.

Weil mir in den Kursen immer wieder von Schwierigkeiten berichtet wurde, die richtigen Öle und Essenzen zu bekommen (ein Teil der Ärzte und der Apotheker ist mit den äußeren Anwendungen nicht vertraut), finden Sie bei den einzelnen Anwendungen die genauen Bezeichnungen mit Herstellerangabe.

Ohrenwickel

Kamille-Säckchen

· Zur Schmerzlinderung und Behandlung bei leichten Ohrenschmerzen und Mittelohrentzündung.

Eine Handvoll trockene Kamillenblüten (Flores Chamomillae) wird in ein dünnes Tuch eingebunden. Dieses Säckchen wird kurz durchgeknetet, damit es weicher anliegt, und trocken über Wasserdampf erwärmt (s. Foto von oben links S. 28). So bleiben die ätherischen Öle am besten erhalten. Notfalls kann es zwischen zwei heißen Wärmflaschen erhitzt werden.

Das gut durchwärmte Säckchen wird auf das Ohr gelegt, mit etwas Watte oder unversponnener Rohwolle bedeckt und mit einem Wollschal, einem Kopftuch oder einer Mütze sicher befestigt.

Das Kamille-Säckchen kann mehrere Male verwendet werden, es muß erst erneuert werden, wenn der Duft nachläßt (nach ca. vier bis fünf Behandlungen).

Dauer: dreißig Minuten oder länger, auch über Nacht.

Kamillesäckchen duften angenehm und sind bei den Kindern sehr beliebt. Das Säckchen muß erneuert werden, wenn der Duft nach 4–5 Behandlungen nachläßt.

Tip: Säckchen vorbereiten, wenn noch niemand krank ist, in einem Schraubglas kühl und dunkel aufbewahren. Haltbarkeit ca. 1 Jahr.

Hinweis: Bei Ohrenschmerzen ist es wichtig, die Nase frei zu halten. Man erreicht das durch Anwendung physiologischer Kochsalzlösung (siehe auch Nasenspülung).

Zwiebelsäckchen

· bei starken Ohrenschmerzen
· bei Mittelohrentzündung

Zwiebelsäckchen riechen kräftig, wirken aber auch kräftig. Die Schmerzlinderung ist verblüffend!

Eine mittelgroße Zwiebel wird fein gehackt und so in ein dünnes Tuch eingebunden, daß eine fingerdicke Rolle entsteht. Dieses Säckchen wird körperwarm auf und hinter das Ohr gelegt. Es wird mit Watte oder unversponnener Rohwolle bedeckt und mit einem Wollschal, einem Kopftuch oder einer Mütze sicher befestigt.

Dauer: 30 Minuten bis zu 1 Stunde, je nach Hautverträglichkeit, möglichst in Abstimmung mit dem Arzt.

Tip: Besonders geeignet als «Innentuch» ist ein Trikot-Schlauchverband (Stülpa- oder tg-Fingerverband), in den die Zwiebel eingefüllt wird (s. Foto S. 26/27).

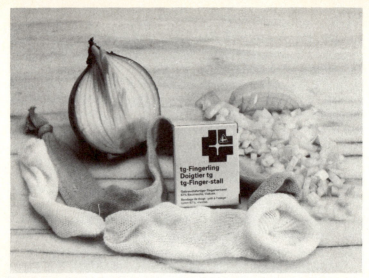

Ein Zwiebelwickel bei starken Ohrenschmerzen riecht und wirkt kräftig (siehe S. 25)

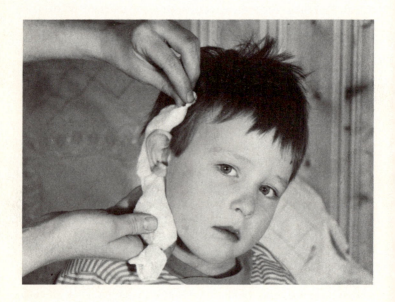

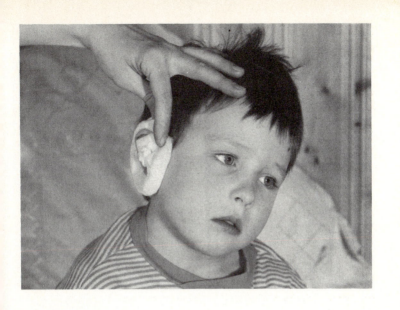
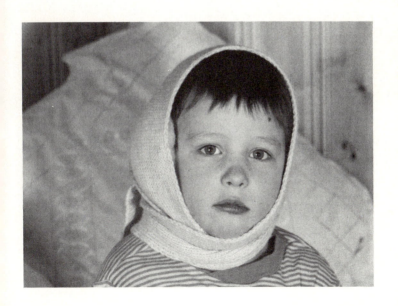

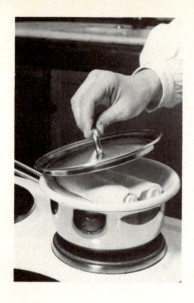
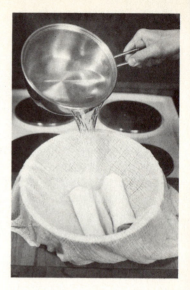
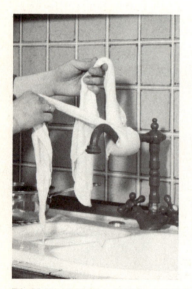
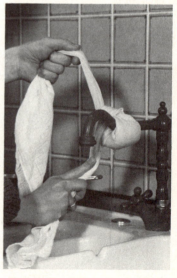

Die Verträglichkeit und Wirksamkeit eines feuchtheißen Wickels ist vom gründlichen Auswringen abhängig.

Halswickel

... mit Eukalyptuspaste

(Eucalyptus comp. Pasta, Weleda)
· bei Mumps
· bei akuten Lymphknotenschwellungen, sofern eine Heißbehandlung angezeigt ist

Eukalyptuspaste wird auf ein Bourette-Seidentuch oder ein Baumwolltuch gestrichen, das den Hals in seiner Länge gut bedeckt, aber etwas kürzer ist als der Halsumfang, so daß es beim Anlegen auf beiden Seiten fingerbreit vor der Wirbelsäule abschließt. Darauf wird ein zweites Tuch gelegt (1). Der Wickel wird von den Seiten hin zur Mitte aufgerollt (2 + 3) und ca. 15 Minuten zwischen zwei Tellern im Wasserdampf erhitzt.

Die Temperatur des Wickels wird geprüft, indem man die Wickelrolle an die Innenseite des Unterarms legt. Danach tupft man mit der Rolle kurz mehrere Stellen am Hals an und legt den Wickel rasch vom Kehlkopf aus faltenfrei an. Mit einem dünnen Baumwolltuch wird er straff befestigt und mit einem Wolltuch eng umhüllt.

Dauer: Der Wickel kann über Nacht liegenbleiben oder auch zweimal täglich jeweils bis zum Abkühlen getragen werden (morgens und abends).

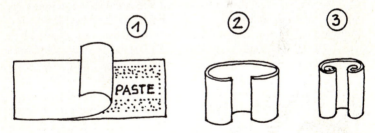

Eine andere Methode: Die Eukalyptuspaste wird in der Tube im Wasserbad erhitzt, dann schnell auf ein Wickeltuch aufgetragen.

Der Wickel wird wie vorher beschrieben angelegt.

Hinweis: Nach der Anwendung muß der Hals eine Zeitlang bedeckt bleiben (Schal, Wollkragen).

Folgende Geschichte hat dazu geführt, daß ich die oben beschriebene Handhabung empfehle: Frau Siebert sollte ihrem Mumps-kranken Florian einen heißen Umschlag (mit der ihr verordneten Enelbin-Paste) machen. Sie richtete sich nach der Anleitung auf dem

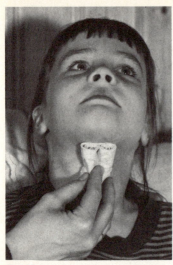 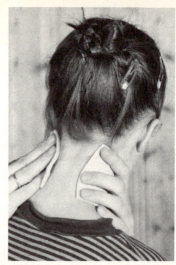

Der Halswickel wird vom Kehlkopf aus angelegt

Beipackzettel, erhitzte die Tube im Wasserbad, knetete sie durch und strich die heiße Paste auf ein Tuch. Sie prüfte die Temperatur an ihrem Unterarm und legte das Tuch an den Hals des Kindes. Soweit – so gut? Das Kind war ganz und gar nicht davon überzeugt, daß die Temperatur richtig sei. Es brüllte aus Leibeskräften, und die Mutter nahm erschrocken das Tuch ab. Doch – die Paste blieb in großen Teilen auf der Haut haften. Sie versuchte, die Paste abzuwischen und verschmierte sie dadurch noch mehr auf der Haut (diese Pasten verhalten sich ähnlich wie Ton). Inzwischen waren beide völlig panisch. Mit einem Löffel – aus der Küche ein Stockwerk tiefer herbeigeholt – gelang es der Mutter schließlich, Florian von der Paste zu befreien.

Daß beide eine ganze Zeitlang genug von Wickeln hatten, kann man sich gut vorstellen.

Halswickel mit Archangelikasalbe

Archangelica Unquentum
· bei akuten Lymphknotenschwellungen
· bei chronischen Lymphknotenschwellungen

Die Salbe wird dick auf ein Baumwoll- oder Seidentuch aufgetra-

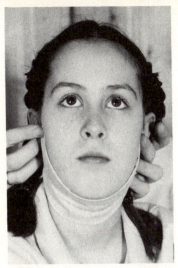 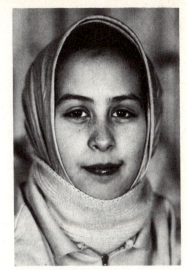

Der Halswickel mit Archangelikasalbe bedeckt die Lymphknoten

gen, das so groß ist, daß es den Hals vollständig bedeckt. Den Bereich um die Wirbelsäule aber aussparen. Dieses Salbentuch wird direkt auf die Haut gelegt und mit einem Wolltuch umhüllt, evtl. legt man eine Lage unversponnener Rohwolle darunter.

Das Salbentuch kann mehrmals verwendet werden. Es wird täglich so viel Salbe nachgestrichen, daß eine fettig glänzende Oberfläche entsteht.

Dauer: Der Wickel kann über Nacht liegenbleiben. Bei Hautreizungen muß er vorher abgenommen werden.

Hinweis: Nach der Anwendung muß der Hals eine Zeitlang bedeckt bleiben (Schal, Rollkragen).

Halswickel mit Zitronensaft – kühl

– bei Schluckbeschwerden und Halsentzündungen
– bei akuter eitriger Angina mit hohem Fieber

Eine halbe unbehandelte Zitrone möglichst aus biologischem Anbau wird in einer kleinen Schüssel mit Wasser bedeckt, mehrfach von der Spitze aus eingeschnitten und mit dem Handballen kräftig ausgepreßt (s. Fotos a. S. 37). Bei einer behandelten Zitrone verwendet man nur den verdünnten Saft.

Ein nicht zu dünnes Baumwoll-, Bourretteseiden- oder Leinentuch wird so gefaltet, daß es den Hals vollständig bedeckt, den Bereich um die Wirbelsäule aber ausspart. Dieses Tuch wird von beiden Seiten zur Mitte hin aufgerollt und in das Zitronenwasser getaucht. Das ausgewrungene Tuch wird vom Kehlkopf aus möglichst faltenfrei angelegt und mit einem Wollschal straff befestigt.

Dauer: 1 Stunde oder länger, je nach Hautverträglichkeit

Bei starkem Juckreiz muß der Wickel abgenommen werden. Nach der Anwendung muß der Hals eine Zeitlang bedeckt bleiben (Schal, Rollkragen).

Halswickel mit Zitronensaft – heiß

· zur Schleimlösung im Halsbereich
· bei beginnender Halsentzündung

Eine halbe unbehandelte Zitrone möglichst aus biologischem Anbau wird in einer kleinen Schüssel mit sehr heißem Wasser bedeckt, mehrfach eingeschnitten und ausgepreßt (mit einer Gabel festhalten, mit einem Becher ausdrücken, s. Fotos auf S. 37). Von Zitronen mit behandelter Schale wird nur der ausgepreßte Saft mit heißem Wasser verdünnt.

Ein nicht zu dünnes Baumwoll- oder Bourretteseidentuch wird so gefaltet oder zugeschnitten, daß es den Hals vollständig bedeckt, den Bereich um die Wirbelsäule aber ausspart. Dieses Tuch wird von beiden Seiten her zur Mitte hin aufgerollt, in ein größeres Wringtuch gelegt und so in das heiße Zitronenwasser getaucht, daß die Zipfel trocken bleiben. Das Wringtuch wird an den Zipfeln angefaßt, um einen Wasserkran gelegt und kräftig ausgewrungen (s. Fotos S. 28). Je trockener es ist, desto verträglicher ist der heiße Wickel auf der Haut. Das Wickeltuch wird aus dem Wringtuch genommen, vom Kehlkopf aus so heiß, wie es eben vertragen wird, möglichst faltenfrei angelegt und mit einem Wollschal straff befestigt.

Dauer: mindestens 5–10 Minuten

Nach der Anwendung muß der Hals eine Zeitlang bedeckt bleiben (Schal, Rollkragen).

Halswickel mit Zitronenscheiben

Kräftiger wirksam, aber auch hautreizender als der Wickel mit Zitronensaft.

Eine unbehandelte Zitrone möglichst aus biologischem Anbau wird in dünne Scheiben geschnitten, in ein dünnes Wickeltuch (Baumwolle oder Bourretteseide) eingeschlagen und kräftig mit dem Handballen ausgedrückt.

Der Wickel wird mit den Zitronenscheiben angelegt und mit einem Wollschal straff befestigt.

Dauer: ca. eine Stunde. Bei starkem Juckreiz muß der Wickel vorher abgenommen werden.

Hinweis: Nach der Anwendung muß der Hals eine Zeitlang bedeckt bleiben (Schal, Rollkragen).

Halswickel mit Zitronenscheiben sind für ältere Kinder mit stabiler Haut geeignet, der Hals kleinerer Kinder verträgt sich auch schon vom Format her nicht gut mit den Zitronenscheiben. Auf jeden Fall: ein prima Wickel für die Erwachsenen, bei denen es fix gehen muß!

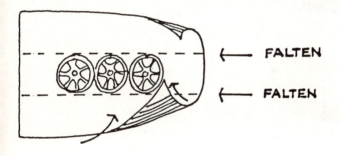

Halswickel mit Magerquark

· bei Angina in Abstimmung mit dem Arzt

Der Quark-Halswickel ist sehr beliebt bei Kindern, die mit dickem Hals, scheußlichem Geschmack und hohem Fieber im Bett liegen.

Magerquark wird auf ein Bourretteseiden- oder auf ein dünnes Baumwolltuch aufgetragen. Je nach Konstitution bekommen dünne, leicht frierende Patienten einen dünnen, alle anderen einen ca. fünf Millimeter dicken Aufstrich. Das Tuch wird dann wie ein Päckchen so eingeschlagen, daß sich zwischen Quark und Haut nur eine Lage Stoff befindet (siehe Zeichnung S. 34).

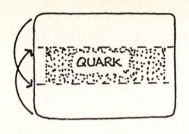 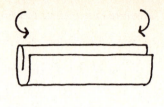

Die Kompresse wird zwischen zwei nicht zu heißen Wärmflaschen auf Zimmertemperatur erwärmt und so an den Hals gelegt, daß der Bereich der Wirbelsäule ausgespart bleibt. Mit einem Baumwoll- oder Leinentuch wird die Kompresse faltenfrei befestigt. Es folgt eine Lage unversponnener Rohwolle. Die äußere Umhüllung bildet ein Wolltuch.

Dauer: Der Wickel wird so lange getragen, bis die Quarkschicht eingetrocknet ist (drei bis fünf Stunden).

Hinweis: Nach der Anwendung muß der Hals eine Zeitlang bedeckt bleiben (Schal, Rollkragen).

Brustwickel

... mit Senfmehl (Semen Sinapispulvis grossus)

· bei trockenem Husten
· bei unproduktivem Reizhusten
  in Abstimmung mit dem Arzt
· bei spastischer Bronchitis
· Asthma
· Lungenentzündung mit asthmaartiger Atmung

Die Vorbereitung geschieht im warmen Zimmer.

Das Senfmehl wird in der Größe des zu behandelnden Bereichs messerrückendick in ein dünnes Tuch (z. B. Taschentuch) so eingeschlagen, daß sich auf einer Seite nur *eine* Lage Stoff zwischen Senfmehl und Unterlage befindet (s. Zeichnung 1 + 2).

Das Senfmehl darf nicht aus dem Tuch herausrieseln.

Die Senfmehlkompresse wird dann in ein dünnes größeres Tuch (Mullwindel) eingeschlagen, um sie besser am Patienten befestigen zu können.

Unmittelbar vor dem Anlegen wird der Senfmehlbereich des Wickels mit lauwarmem Wasser gründlich angefeuchtet (Wäschesprenger). Brustwarzen und Achselhöhlen des Patienten werden mit Vaseline und Watte geschützt. Der Wickel wird faltenfrei auf den zu behandelnden Bereich gelegt und mit einem rund um den Oberkörper reichenden Wolltuch straff befestigt. Über den Wickel kommt ein Pullover. Nach dem Anlegen des Wickels wird das warm angezogene Kind (Strumpfhose, Socken, Mütze) ans geöffnete Fenster im Nebenraum getragen (die Atemanregung durch den Wickel wird durch kühle, frische Luft verstärkt).

Nach kurzer Zeit soll sich ein brennend-warmes Gefühl im Bereich des Wickels einstellen. Bis zur gewünschten Hautrötung dauert es im allgemeinen etwa 4 Minuten. Zeigt sich nach dieser Zeit noch keine Rötung, verlängert man die Liegezeit des Wickels um jeweils 2 Minuten bis zu insgesamt höchstens 8 Minuten.

Nach dem Abnehmen des Wickels im warmen Bett wird ein mildes Pflanzenöl sanft eingerieben. Dabei achtet man darauf, daß wirklich keine Senfmehlkrümel auf der Haut zurückbleiben.

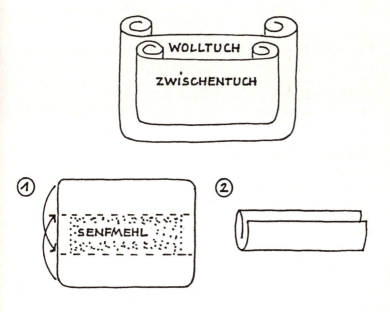

Der Senfmehlwickel ist eine kräftig wirksame Maßnahme, die vorsichtig gehandhabt werden muß. Bleibt der Wickel zu lange liegen, kann es zu Blasenbildung kommen. Die Empfindlichkeit der Haut kann sich bei Wiederholung des Wickels (nie am gleichen Tag!) steigern. Außerdem kann es zu allergischen Reaktionen kommen. Sind am nächsten Tag noch Hautrötungen sichtbar, wechselt man mit einem Ölwickel ab.

Der Senfmehlwickel kann als Auflage oder für Brust und Rücken gemeinsam zur Anwendung kommen. Bei letzterem arbeitet man mit einem umlaufenden Wickel, auch die umhüllenden Tücher sollte man zusammengerollt bereitlegen.

Dauer: Die Senfmehlpackung ist nur einmal verwendbar. Jedes Kind (auch jeder Erwachsene) reagiert individuell, bei dem einen ist die Haut nach drei Minuten gerötet, bei einem anderen nach acht oder zehn Minuten. Mit einer «Probepackung», etwa fünf mal fünf Zentimeter groß, kann man die individuelle Zeit herausfinden. Man legt sie dem Kind auf die Haut (Brust oder Rücken) und hält sie nur mit der Hand fest. Nach ein, zwei, drei Minuten usw. kann man sie kurz anheben und die Reaktion der Haut beobachten. Auch die Reaktion des Kindes kennt man dann schon ein bißchen. Am besten notiert man sich beides: Liegedauer und Patientenreaktion.

Hinweis: Die Schultern müssen während der Anwendung warm gehalten werden.

Brustwickel mit Senfmehl sind eher beim Betreuer beliebt als beim Kind. Unser Johannes hat in Zeiten seiner spastischen Bronchitis ausgiebig Bekanntschaft mit ihnen gemacht. Die Atemnot ließ immer innerhalb kürzester Zeit nach. Wenn man die gute Wirkung einmal erlebt hat, macht man den Wickel gerne wieder und hilft dem Kind über die Minuten der brennenden Wärme hinweg. Bei Johannes gelang es z. B., indem ich mich zu ihm legte und mit ihm das heißgeliebte Bilderbuch der älteren Schwester (sonst immer vor ihm in Sicherheit gebracht) anschaute. Er wußte: Der Wickel ist fertig, wenn wir bei der letzten Seite angekommen sind, und ich wußte, wie schnell oder langsam ich umblättern mußte. Wir brauchten für eine gute Hautrötung etwa sechs Minuten.

Auf die brennende Wärme des Wickels kann man ein Kind auch auf schöne Art und Weise ganz ehrlich vorbereiten. Bei einer Frage: «Brennt es schon?» wird das Kind zweifelsohne anders reagieren als dann, wenn man z. B. die Erinnerung an den sonnenheißen Sandstrand in ihm weckt: «Weißt du noch, wie wir da fast nicht barfuß laufen konnten?»

Brustwickel mit Magerquark

· bei verschleimten Bronchien

Magerquark wird in der Größe des zu behandelnden Bereiches kleinfingerdick auf ein Bourretteseiden- oder Baumwolltuch aufgetragen (s. auch Zeichnung S. 34). Auf einer nicht zu heißen Wärmflasche (Gerinnungsgefahr!) wird das Quarktuch so lange gewärmt, bis die für die Haut bestimmte Seite handwarm geworden ist. Zum Befestigen der glatt und faltenfrei angelegten Kompresse dient ein rund um den Brustkorb reichendes Baumwolltuch (Mullwindel), in das man eine dicke Lage unversponnener Rohwolle eingeschlagen hat. Dieses Zwischentuch wärmt gut und saugt überschüssige Flüssigkeit zuverlässig auf, so daß ein dünneres Außentuch, eventuell ein Unterhemd, ausreicht.

Dauer: Der Quarkwickel bleibt bis zum Eintrocknen der Quarkschicht liegen (3 bis 8 Stunden). Der Patient darf dabei nicht frieren.

Hinweis: Ungeeignet für Kuhmilchallergiker mit Ekzemneigung. Quark verfilzt die Wolle, deshalb hier eine ausreichende Menge unversponnene Rohwolle unterlegen!

Während man beim Brustwickel mit Senfmehl das Kind auf brennende Wärme vorbereiten muß, so ist es beim Quarkwickel feuchte Kühle. Die kleine Anna nannte einen Quark-Brustwickel spontan: «Glitschefisch».

Rundum-Quarkwickel macht man auch bei Vorschulkindern noch besser zu zweit (leichteres Arbeiten).

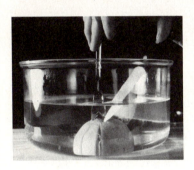
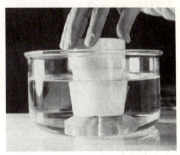

Brustwickel mit Zitronensaft, heiß

· bei Keuchhusten und festsitzendem Husten

Man verwendet eine halbe Zitrone für ca. ¾ Liter Wasser. Eine unbehandelte Zitrone möglichst aus biologischem Anbau wird in einer Schüssel unter Wasser aufgeschnitten und ausgepreßt (s. Fotos S. 37). Dabei ritzt man die Schale mehrfach ein, um eine hohe Ausbeute an ätherischen Ölen zu erhalten.

Ein brustbreites Leinen- oder doppelt gelegtes Bourretteseidentuch wird zur Mitte hin aufgerollt, in ein größeres Wringtuch gelegt und in das heiße Zitronenwasser getaucht. Man faßt das Wringtuch an den Zipfeln an, legt es um den Wasserkran und wringt es kräftig aus (s. Fotos S. 28). Je trockener, desto verträglicher ist der heiße Wickel auf der Haut.

Die Kompresse wird aus dem Wringtuch genommen, auf den Brustbereich gelegt und mit einem Wolltuch eng umhüllt. Zusätzlich kann man noch eine Lage unversponnener Rohwolle unterlegen. Zwei rechts und links gegen die Rippen gelegte Wärmflaschen halten den Wickel länger warm.

Dauer: eine halbe Stunde oder über Nacht, je nach Hautverträglichkeit. Ärztlichen Rat beachten!

Hinweis: Bei Anwendung dieses Wickels sollte der Oberkörper bequem gelagert werden (leicht erhöht); auch die Schultern müssen warm gehalten werden.

Brustwickel mit Zitronensaft sind etwas für Wickelprofis, da sie rund um den Körper angelegt werden. Übung macht auch hier den Meister!

Brustwickel mit ätherischen Ölen

... mit Lavendel 10% (Oleum aethereum Lavandulae 10%, Weleda oder Wala)

... mit Latschenkieferöl 10% (Oleum aethereum Pini Pumilionis 10%, Weleda oder Wala)

... mit Eukalyptusöl (Oleum aethereum Eucalypti 10%, Weleda oder Wala) oder 2%ig. Das zweiprozentige Eukalyptusöl wird durch Verdünnen mit kaltgepreßtem Olivenöl selbst hergestellt. Man kann auch das Wickeltuch mit Olivenöl tränken und die entsprechende Menge 10%iges Eukalyptusöl aufträufeln.

· bei Husten und Erkältungen

Ein brustbreites Bourretteseidentuch oder dünnes Baumwolltuch wird mit dem Öl getränkt, in Alufolie eingeschlagen und zwischen zwei Wärmflaschen zehn Minuten erwärmt. Mit erwärmt wird eine Lage unversponnener Rohwolle (ersatzweise Watte), die man zuvor in ein dünnes Tuch einschlägt, um das Fusseln zu verhindern. Die erwärmte Kompresse wird nun möglichst rasch auf den zu behandelnden Bereich gelegt, mit der Rohwolle bedeckt und mit einem großen rund um den Oberkörper reichenden Wolltuch glatt und straff befestigt.

Dauer: tagsüber eine halbe bis dreiviertel Stunde oder über Nacht

Hinweis: Das ölgetränkte Tuch ist so lange wiederverwendbar, wie es gut duftet (14 Tage oder länger). Es wird in der Alufolie kühl aufbewahrt und jeweils mit etwas Öl aufgefrischt. Die Verwendung von Alufolie geschieht hier bewußt, da ätherische Öle bei der Verwendung von Plastiktüten Stoffe aus diesen herauslösen können.

Abwandlung: Man reibt den Hautbereich mit Öl ein (s. auch S. 78) und umhüllt den Körper mit einem Wolltuch. Ein gut ausgewrungenes (Wringtuch!) feucht-heißes Bourretteseiden- oder Baumwolltuch verstärkt die Wirkung (Dampfkompresse) (s. auch Fotos S. 28).

Brustwickel mit ätherischen Ölen sind wie Wickel, die ein Kind mit Leichtigkeit zum «Wickelfan» werden lassen. Besonders der Lavendelölwickel ist für einen Einstieg in wickeltherapeutische Maßnahmen geeignet!

Bauchwickel

Neben der Wirkung auf den Organismus helfen Bauchwickel auch da, wo das kindliche Bauchweh ohne organische Ursachen zum Familiendrama zu werden droht. Ich meine hier das «Kummerbauchweh».

Erlebt das Kind, daß Mutter, Vater oder Oma schlagartig hellwach reagieren, wenn es mit dem Satz «Ich hab Bauchweh» zu ihnen kommt, so wird es unter Umständen häufig mit Bauchweh signalisieren, daß es sich nicht wohlfühlt. Wird das Kind in einem solchen Fall mit einem Bauchwickel versorgt und ins Bett gebracht, erlebt es daran die Ruhe und Sicherheit des Erwachsenen als angenehm. Man muß natürlich trotzdem nach der Ursache des Bauchwehs forschen und wenn möglich Abhilfe schaffen. Man kann das dann aber in einem ruhigen Moment besorgen und nicht zwischen Abwasch und Bügelwäsche mit einem quengeligen Bauchweh-Kind am Rockzipfel.

Sehr geeignet sind Bauchwickel auch für die Kinder, die keine Mit-

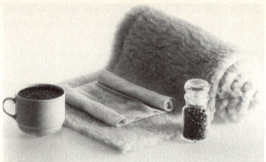

Ein Bauchwickel hilft beim Einschlafen

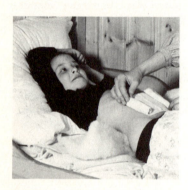
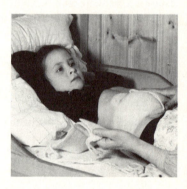

tagspause mehr machen wollen (denn schließlich ist man jetzt schon groß, und alle anderen müssen mittags nie ins Bett...).

Spätestens nachmittags um fünf merken die Mütter, wie nötig sie die Mittagspause gebraucht hätten. Beim Abendbrot bringt das übermüdete Kind die Tischordnung nach Kräften durcheinander, und hat man es endlich im Bett, ist es über seinen müden Punkt hinaus.

Hier hilft der Bauchwickel:
· einmal der Verdauung
· darüber hinaus zur erforderlichen Pause
· dadurch zum besseren Einschlafen am Abend

Bauchwickel als Einschlafhilfe am Abend haben in meiner Familie Tradition. Wir wohnten einige Jahre in einem kleinen Fachwerkhaus, wo unsere Kinder zusammen in einem winzig kleinen Zimmer schliefen. Wenn da ein Kind nach dem Erzählen der Gute-Nacht-Geschichte, dem Gebet und dem Schutzengellied langsam aber sicher wieder wacher wurde – zu hören am leisen Getuschel, an in das Kopfkissen hineingepreßtem Gekicher –, mußte schnell etwas geschehen, damit die anderen nicht angesteckt wurden.

Statt in fruchtlose Auseinandersetzungen zu verfallen, war da ein warmer Bauchwickel das richtige Mittel. Ich mußte mir zwar erst einen Ruck geben und noch einmal in die Küche gehen, heißes Wasser zubereiten, die Wickeltücher aus dem Schrank holen und gut zehn Minuten später noch einmal ruhig und liebevoll auf das überwache Kind zugehen: «Schau, ich bringe dir einen schönen warmen Bauchwickel, der macht schöne Träume, du kannst ja schon mal die Augen zumachen.» Mein Kind erlebte dann: Mama ist nicht böse mit mir, sie versteht mich, sie weiß, daß ich sie nicht ärgern will, sondern daß ich einfach nicht schlafen kann. Als Frauke ihre Arme noch einmal um meinen Hals legte und mir einen zusätzlichen Gute-Nacht-Kuß gab (und bekam), waren alle beruhigt.

Bauchkompresse mit Kamille (Flores Chamomillae)

· als Einschlafhilfe zum Entspannen und Entkrampfen, auch bei Erbrechen
· bei Bauchschmerzen als Begleiterscheinung bei Mumps
Ca. eine Handvoll Kamille mit etwa einem halben Liter siedendem Wasser überbrühen und zehn Minuten zugedeckt ziehen lassen. Ansonsten wie bei der Kompresse mit Schafgarbe, S. 42, verfahren.
Dauer: eine halbe Stunde Liegezeit, eine Stunde Nachruhe
Hinweis: Blinddarmverdacht ausschließen!

... mit Oxalisessenz (Wala oder Weleda)

(Sauerklee-Essenz)
· stoffwechselharmonisierend
· krampflösend bei Magen- und Gallenkoliken, sofern eine Heißbehandlung erlaubt ist
· zur Behandlung nach Schockeindrücken
· bei acetonämischem Erbrechen
Ein Eßlöffel Essenz auf ca. einen viertel Liter heißes Wasser, ansonsten wie bei der Kompresse mit Schafgarbe (S. 42) verfahren.
Hinweis: Ärztlichen Rat beachten und Blinddarmverdacht ausschließen!

. . . mit Kümmelöl 2 bis 10% (Oleum carvi mit kaltgepreßtem Olivenöl verdünnt)
oder
Melissenöl 10% (Oleum aethereum Melissae Weleda oder Wala)

· bei Blähungen
· auch bei Säuglingen in der Zeit der Nahrungsumstellung

Auf ein Bourretteseidentuch wird tropfenweise Öl gegeben. Es wird in Alufolie (s. Hinweis S. 39) eingeschlagen und zwischen zwei Wärmflaschen zehn Minuten erwärmt. Miterwärmt wird eine Lage unversponnener Rohwolle (ersatzweise Watte), die zuvor in ein dünnes Tuch eingeschlagen wird, um das Fusseln zu verhindern. Auflegen und Befestigen geschehen wie bei der Schafgarbenkompresse.

Dauer: nach der Hauptmahlzeit ein bis zwei Stunden oder über Nacht.

Bauchkompresse mit Schafgarbe

· zur Anregung des Stoffwechsels
· zur Anregung der Lebertätigkeit
· bei Bauchschmerzen als Begleiterscheinung bei Mumps

Zur Herstellung des Tees wird ca. eine Handvoll Schafgarbe (Herba Millefolii) mit etwa einem halben Liter Wasser überbrüht und gut zehn Minuten zugedeckt ziehen gelassen. In der Zwischenzeit wird ein Tuch in der erforderlichen Breite gefaltet und zum leichteren Auswringen in ein größeres Tuch gelegt. Darüber wird der Tee durch ein Sieb gegossen, das größere Tuch wird nun an den Zipfeln angefaßt, um einen Wasserkran gelegt und kräftig ausgewrungen (s. auch Fotos S. 28). Je trockener, desto verträglicher ist der heiße Wickel auf der Haut. Die Kompresse wird aus dem Wringtuch genommen, kurz an mehreren Stellen des Bauchbereiches angetupft und so heiß wie möglich angelegt. Ein rund um den Körper reichendes, straff gelegtes Wolltuch dient der Befestigung. Es soll die Kompresse weit überragen, damit an ihrem Rand keine Kältezone entstehen kann (man kann auch etwas Rohwolle unterlegen). Zwei rechts und links gegen den Bauch gelegte Wärmflaschen halten den Wickel länger warm.

Dauer: Die Kompresse sollte zwanzig Minuten bis eine halbe Stunde liegenbleiben, danach wird sie aus der Wollumhüllung herausgenommen, und der Patient ruht eine halbe bis eine Stunde.

Hinweis: Blinddarmverdacht ausschließen!

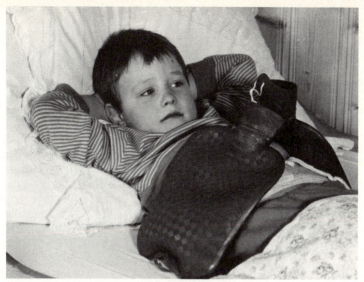
Mit den Wärmflaschen hält der Wickel länger warm

Puls- und Wadenwickel

werden bei der Fieberbehandlung angewendet. Ich beschreibe sie deshalb im Kapitel 5 «Mein Kind hat Fieber» auf den Seiten 103f.

Blasenkompresse mit Eukalyptusöl 10%
(Oleum aethereum eucalypti 10% Weleda oder Wala) Eucalypti

· bei Blasenkatarrhen (wirkt schmerzlindernd)
Auf ein Bourette-Seidentuch entsprechender Größe wird tropfenweise Öl gegeben. Es wird angewärmt auf die Blasengegend gelegt und mit einem Wolltuch straff befestigt.

Die Kompresse kann ca. eine Woche lang wiederverwendet werden, vor dem jeweiligen neuen Auflegen wird etwas Öl zugegeben.

Eine andere Methode: Der Bereich der Blase wird mit Eukalyptusöl 10% eingerieben und mit einem Wolltuch bedeckt.

Dauer: eine halbe bis eine Stunde oder über Nacht.
Hinweis: Ärztlichen Rat beachten!

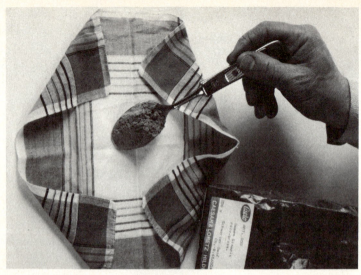

Eine Senfmehlkompresse für die Fußsohle

Fußwickel

Senfmehlkompressen für die Fußsohlen

· als Alternative zum Senfmehlfußbad, z. B. bei sehr unruhigen oder noch kleinen Kindern (s. auch unter Bäder)
· bei Polypen – hierbei wird die Behandlung unterstützt durch: zwei- bis dreimal wöchentlich durchgeführte Salzbäder, zweimal täglich Dampfinhalationen, dreimal täglich eine Tasse Schachtelhalmtee (regelmäßige Durchführung vier bis sechs Wochen)

Für jede Kompresse werden 1–2 Eßlöffel Senfmehl (Semen Sinapis pulv. gross.) in ein dünnes, dicht gewebtes Tuch (Herrentaschentuch) eingebunden. Die entstandenen Säckchen werden in lauwarmem Wasser gründlich angefeuchtet und dann ausgedrückt. Unter jede Fußsohle kommt ein Säckchen. Es wird mit einem größeren Tuch oder einem Strumpf befestigt. Abgenommen werden die Kompressen, wenn die Haut sich rötet und es zu brennen beginnt (3–15 Minuten). Anschließend werden die Füße mit einem guten pflanzlichen Öl eingerieben. Warme Wollsocken darüber intensivieren die Wirkung.

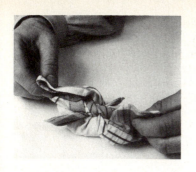 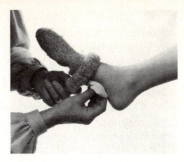

Wickel für verschiedene Anwendungen

Heublumensäckchen

· bei Bauchweh, bei festsitzendem Husten

Verwendet wird entweder ein fertiger Heublumensack (Florapress®, in verschiedenen Größen erhältlich) oder ein selbstgenähtes Säckchen aus grobem Leinen, das etwa fünf Zentimeter dick mit Heu-

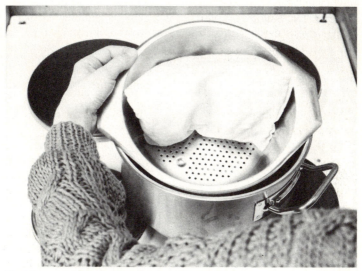

Heublumensäckchen bei Bauchweh und festem Husten

blumen (Flores Graminis) gefüllt wird. Das Säckchen wird im Wasserdampf erhitzt. Dazu hängt man ein Sieb so in einen Kochtopf, daß es genügend Abstand zum Wasser hat. Auf dieses Sieb wird das Heublumensäckchen gelegt, nach fünf bis zehn Minuten ist es feucht-heiß.

Es wird möglichst heiß (ca. 42 Grad Celsius) auf die betreffende Körperstelle gelegt und mit einem Wolltuch fest umhüllt. Das Säckchen hält die Wärme eine dreiviertel bis eine Stunde lang, mit einer Wollumhüllung noch länger. Nach dem Abnehmen des Säckchens reibt man ein gutes Hautöl vorsichtig ein.

Kompresse mit Magerquark

· in der Stillzeit bei Milchstau und Brustdrüsenentzündung
· bei Verstauchungen und Prellungen
· bei Blutergüssen
· bei Sonnenbrand (im Stadium eins, stark gerötete Haut)
  bei Abszessen und Furunkeln im Anfangsstadium
· bei beginnendem Nagelgeschwür/-umlauf (Panaritium), *nur* unter ärztlicher Kontrolle!

Der Quark wird dick auf ein Bourette-Seiden- oder dünnes Baumwolltuch aufgetragen. Das Tuch wird dann wie ein Päckchen so eingeschlagen, daß sich zwischen Quark und Haut nur eine Lage Stoff befindet. Die Kompresse wird auf den zu behandelnden Körperbereich aufgelegt, mit einem Baumwoll- oder Leinentuch faltenfrei befestigt. Die äußere Umhüllung bildet eine Lage unversponnener Rohwolle und ein Wolltuch (s. auch die Zeichnung beim Halswikkel).

Dauer: Die Kompresse soll liegenbleiben, bis sie eingetrocknet ist. Für Kuhmilchallergiker mit Ekzemneigung ist sie nicht geeignet.

Kompresse mit Eukalyptuspaste
(Eucalyptus comp. Pasta, Weleda)

· Vorbehandlung von Abszessen, Furunkeln, Panaritien (Nagelumlauf), bei letzterem nur unter ärztlicher Kontrolle!

Eukalyptuspaste wird auf ein Bourretteseiden- oder Baumwolltuch gestrichen und mit einem zweiten Tuch bedeckt. Die Kompresse wird zwischen zwei Tellern im Wasserdampf erhitzt (s. auch Foto S. 28). Die Temperatur der Kompresse wird geprüft, indem man sie an die

Innenseite des Unterarms legt. Man tupft mit der heißen Kompresse den zu behandelnden Bereich kurz ab und legt sie dann rasch, glatt und faltenfrei an. Sie wird mit einem Wolltuch straff befestigt.

Dauer: Die Kompresse kann über Nacht liegenbleiben oder mehrmals täglich jeweils bis zum Abkühlen.

Kompresse mit Stiefmütterchen

· bei nässenden Ekzemen

Ein Teelöffel Stiefmütterchenkraut (Herba Violae tricoloris) mit einem viertel Liter Wasser zum Kochen bringen, zehn Minuten zugedeckt ziehen lassen, durchsieben. Ein Bourretteseiden- oder Moltontuch wird in den lauwarmen Tee getaucht, gut ausgedrückt, glatt und faltenfrei angelegt und mit einem Tuch straff befestigt.

Dauer: Die Kompresse kann etwa zwanzig Minuten liegenbleiben. Die Behandlung sollte mehrmals am Tag wiederholt werden.

Kühle Kompresse mit Arnikaessenz
(Weleda oder Wala)

· bei Quetschungen, Prellungen und Blutergüssen als Sofortmaßnahme
· nicht bei offenen Wunden
· nicht Arnika*tinktur* verwenden

Hinweis: Für unterwegs sind fertige Arnikakompressen praktisch. Diese Arnikatücher (Wala) sind eingesiegelt wie Erfrischungstücher in der Apotheke erhältlich.

Zur Weiterbehandlung: Arnikasalbe 10 %, 30 %, Weleda

... mit Combudoron-Essenz ®
(Weleda)

· bei kleinen Verbrennungen und Verbrühungen
· bei Sonnenbrand und Insektenstichen

Brandwunden sofort mehrere Minuten mit reichlich kaltem Wasser behandeln (gießen oder tauchen). Notfalls durch die Kleidung hindurch. Combudoron-Essenz zusetzen, 1 Teil Essenz und 9 T Wasser, Kompresse ständig feucht halten (s. kühle Kompresse mit Arnika).

Mit verdünnter Essenz kann man auch mit der Wunde verklebte

Verbände (alten Verband anfeuchten, einweichen) schmerzfrei lösen. Hat sich eine zarte Haut gebildet, mit Combudoron-Slb.® Weleda weiterbehandeln. Die Wunde wird mit einer dicken Salbenschicht versehen und mit Verband neu bedeckt. Oder: Auf die mit verdünnter Combudoron-Essenz angefeuchtete Haut wird die Salbe vorsichtig eingerieben.

Hinweis: Ärztlichen Rat beachten!

Patienten mit einer bekannten Arnika-Allergie sollten Combudoron-Kompressen vorsichtig anwenden.

. . . mit Calendula-Essenz
(Weleda oder Wala)

· bei Entzündungen der Haut
· schmutzigen Wunden
· schlecht heilenden Wunden
· auch zum Reinigen von Schürfwunden
· nicht Calendula*tinktur* verwenden

Für diese Kompresse wird ein Eßlöffel Essenz mit 9 Eßlöffeln Wasser verdünnt. Ein dickeres Baumwoll-, Leinen- oder Bourretteseidentuch wird in die Mischung getaucht, gut ausgedrückt, glatt und faltenfrei angelegt und mit einem Wolltuch umhüllt.

Es ist wichtig, die Kompresse ständig feucht zu halten. Deshalb wird mit einem Löffel oder einer Kanne immer wieder etwas von der Verdünnung in den Wickel gegossen.

Dauer: bis der Schmerz nachläßt.

Wichtig: Die Kompresse wird stündlich gewechselt. Es werden möglichst gebügelte Innentücher verwendet. Nach einigen Stunden läßt man die Wunde an der Luft trocknen.

Mit der verdünnten Essenz lassen sich auch verklebte Verbände schmerzfrei lösen (alten Verband anfeuchten, einweichen).

Hat sich eine zarte Haut gebildet, kann man mit Calendula-Salbe (Weleda) weiterbehandeln. Die Wunde wird mit einer dicken Salbenschicht versehen und mit Verbandmull bedeckt. Oder: Auf die mit verdünnter Calendula-Essenz angefeuchtete Haut wird die Calendula-Salbe vorsichtig eingerieben.

Kapitel 4

Vom Inhalieren
bis zum Kräutertee

Inhalieren

Die Atemwege werden durch das Inhalieren befeuchtet, besser durchblutet und desinfiziert. Inhalationen haben darüber hinaus einen schleimlösenden, entzündungshemmenden Effekt.

Trotz dieser guten Wirkung schrecken gerade Eltern von kleinen Kindern oft aus Angst vor Verbrühungen vor der Anwendung zurück.

In einem «Zirkuszelt» kann man auch mit kleinen Kindern inhalieren, ohne die Gefahr, sich zu verbrühen, und außerdem macht es Spaß. So wird das Zelt aufgebaut:

Ein Regenschirm wird an einer Stuhllehne festgebunden und aufgespannt. Darüber werden drei Bettlaken (möglichst dichte Qualität, z. B. Biberbettlaken) gehängt und mit Wäscheklammern aneinander befestigt. Kind und Betreuer ziehen sich warme Socken, Unterwäsche und Bademantel an, dann kann die «Vorstellung» beginnen.

Ein möglichst breites, hitzefestes Gefäß wird zur Hälfte mit kochendem Wasser gefüllt, eine Handvoll Kamillenblüten wird dazugegeben. Das Gefäß wird in das Zelt gestellt. Eine Wärmeplatte oder ein Teelicht-Untersetzer sorgen dafür, daß der Tee nicht so schnell abkühlen kann. Eine ganz prächtige Dampfentwicklung bekommt man, wenn man erhitzte Kieselsteine ins Wasser gibt. Wenn noch ein Helfer zur Stelle ist, kann er nach ca. zehn Minuten noch einmal Steine ins Wasser geben.

Nach etwa zwei Minuten ist das Zelt mit Dampf gefüllt. Dann setzt sich der Betreuer auf den Stuhl und nimmt das Kind auf den Schoß. Der Zelteingang wird geschlossen, und beide inhalieren 15–20 Minuten lang. So kommen auch Mutter oder Vater dazu, die eigene Erkältung zu behandeln.

Danach ziehen beide den Bademantel aus und schlüpfen entweder ins Bett oder in angewärmte Kleidung. Eine Mütze aus Wolle oder Seide (notfalls auch Baumwolle) hilft, daß die Wirkung der Inhalation langsam ausklingt. Der Gesichtshaut tut es gut, wenn sie eingecremt

49

wird (z. B. Calendula Kindercreme® Weleda). Mindestens eine halbe Stunde bleiben beide im gut warmen Zimmer!

In Erkältungszeiten lohnt es sich, das «Zirkuszelt» in einer Zimmerecke zu deponieren. Es wird um so häufiger benutzt, je weniger Vorbereitungszeit nötig ist. Und außerdem spielen Kinder in diesem Zelt sehr gerne – es eignet sich nicht nur zum Inhalieren.

Ältere Kinder inhalieren erst mit dem Betreuer, dann alleine unter einem Badetuch, ohne Regenschirm – im Minizelt. Das Gefäß steht dann auf dem Tisch, das Badetuch ist so groß, daß es vom Kopf aus gut bis über die Schüssel reicht. Nach fünf Minuten kann man auch hier heiße Kieselsteine ins Wasser geben, um die Dampfentwicklung noch einmal anzuregen.

Ein bewährter Tip: Eieruhr und Taschenlampe, mit ins Zelt genommen, lassen die Zeit schneller vergehen.

Inhalieren hilft
· bei Entzündungen der Luftröhre (Tracheitis)
· bei Entzündungen der Bronchien (Bronchitis)
· bei Entzündungen des Kehlkopfes (Laryngitis)
· bei Entzündungen des Rachens (Pharyngitis)
· bei Entzündungen der Nasenschleimhaut (Rhinitis)
· bei Entzündungen der Nasennebenhöhlen (Sinusitis)
· bei lymphatischen Wucherungen im Nasen-Rachenraum (Polypen)
Zweimal täglich sollte inhaliert werden. Außer Kamille können auch Heublumen, Fenchel (gequetscht) oder Sole-Lösung (z. B. Emser Salz) benutzt werden.

Bei starken Erkältungen ist ein Zusatz von ätherischen Ölen hilfreich: Eucalyptusöl 2–3 Tropfen; Thymianöl 2–5 Tropfen; Pfefferminzöl 2–3 Tropfen

Eine solch intensive Behandlung ist mit den Heißwasserinhalationsgefäßen aus Kunststoff nicht zu erreichen. Die Töpfe sind nicht kippsicher, die Gefahr einer Verbrühung ist nicht ausgeschlossen.

Kleininhalatoren kann ich nicht empfehlen. Die Inhaliermasken passen nicht gut auf Kindernasen, das Gesicht kann verbrüht werden. Während der Inhalation kommt es zu einer unnatürlichen Körperhaltung, die ein gleichmäßiges Durchatmen verhindert.

Ich kenne Mütter, die kurzerhand aus dem Küchentisch ein «Indianerwigwam» bauen und es sich mit ihrem Kind nach Indianerart auf dem Boden darunter gemütlich machen. Familiäre Abwandlungen sind also erlaubt und erwünscht, sichergestellt sollte nur sein, daß man mindestens 15 Minuten in einer Dampfatmosphäre bleiben kann. Die Wassertemperatur darf nicht unter 50° C absinken.

Was können wir darüber hinaus noch tun?

Für eine *ausreichende Luftfeuchtigkeit* sorgen, in den Wohnräumen, besonders aber auch in den Schlafräumen. Vielleicht gibt man eine solche Anregung auch an den zentralbeheizten Kindergarten und die Schule weiter.

Das Flimmer-Epithel der Nasenschleimhaut kann seine Reinigungsfunktion nur im feuchten Milieu erfüllen. Bei einer sehr trockenen Raumluft wird dieses Milieu geschädigt. Die Schleimhäute werden anfällig für Erkrankungen. So gehört zur Behandlung von Erkältungskrankheiten (und zur Vorsorge) eine ausreichende Luftfeuchtigkeit dazu. Man kann sie z. B. mit Hilfe einer elektrischen Einzelkochplatte leicht herstellen. Für die Luftbefeuchtung wird sie kindersicher (!) im Kinder- oder Schlafzimmer untergebracht, und man läßt auf kleinster Stufe das Wasser in einem nicht zu kleinen Topf köcheln. Einige Tropfen ätherischen Öls (Lavendel-, Eukalyptus-, Pfefferminz- oder Zitronenöl) verbessern die Luft im Raum zusätzlich und unterstützen die Erkältungsbehandlung. Diese Kochplatte wird dann in gesunden Tagen in der Küche zum kindgerechten Herd.

Häufig lohnt sich aber die Anschaffung eines Luftbefeuchters. Geräte, die Motorgeräusche oder Plätschergeräusche mit ins Zimmer bringen oder mit Filtermatten arbeiten und die Gefahr der Keimbesiedlung mit chemischen Zusätzen im Wasser zu bannen versuchen, sind hier nicht geeignet.

Schulkinder können unterstützend während der Schulzeit immer einmal wieder inhalieren, wenn man ihnen ein Taschentuch mitgibt, das man morgens mit einigen Tropfen Eukalyptus-, Thymian- oder Pfefferminzöl getränkt hat.

Spülungen

Nase

Mehrmals tägliche Nasenspülungen mit einer Salzlösung lösen Schleimansammlungen von den Schleimhäuten und legen die Eingänge zu den Nasennebenhöhlen frei. Sie eignen sich für die Behandlung von Schnupfen, Nasennebenhöhlenentzündungen und Polypen.

Verwendet wird bei Säuglingen und Kleinkindern eine 0,9 %ige (isotonische) Kochsalzlösung, bei älteren Kindern eine etwa 2 %ige.

Eine *isotonische Kochsalzlösung* kann man sich selbst herstellen.

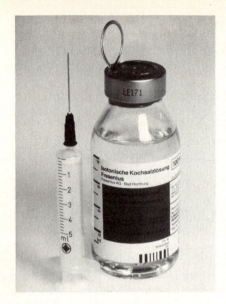
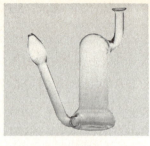
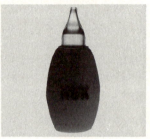

Dazu löst man 9 g Kochsalz in 1 l abgekochtem Wasser. Diese Lösung sollte alle zwei Tage frisch zubereitet werden. Eine andere Möglichkeit ist es, die erforderliche Menge (2–10 ml) aus einer 100-ml-Infusionsflasche industriell hergestellter isotonischer Kochsalzlösung mit Hilfe einer Spritze zu entnehmen. Diese Lösung bleibt über lange Zeit keimfrei, wenn man mit einer Injektionsnadel den Gummistopfen, der die Flasche verschließt, durchsticht und dann die Lösung in eine Einmalspritze aus Kunststoff aufzieht. Die Flasche nicht öffnen! Die Anwendung von Spritze und Nadel läßt uns übrigens in den Augen der Kinder kolossal «fachmännisch» aussehen.

Die Injektionsnadel wird von der Spritze abgezogen, dann kann man aus der Spritze durch Herunterdrücken des Kolbens die Lösung gleich in die Nase geben. Eltern, die lieber eine Nasentropfpipette benutzen, spritzen die Salzlösung in eine Pipettflasche und tropfen sie mit der Pipette in die Nase. Pipette und Flasche müssen täglich ausgekocht werden!

Säuglingen tropft man vor jeder Mahlzeit 2–5 Tropfen isotonische Kochsalzlösung in jedes Nasenloch und saugt den verflüssigten Schleim z. B. mit einem NUK-Nasensauger® ab.

Kleinkinder bekommen 5-10 Tropfen mehrmals täglich in jedes Na-

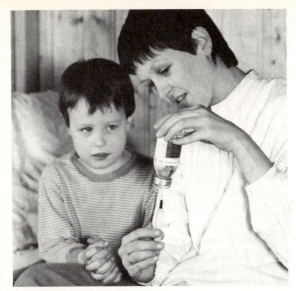

Bald können die Kinder die Salzlösung für die Nasenspülung selbst aufziehen

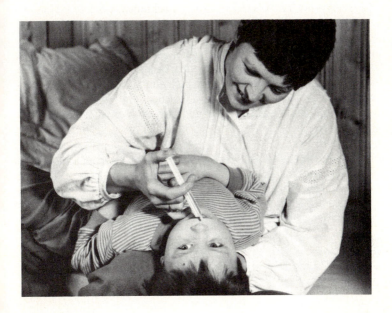

senloch und lernen es bald, die Lösung auszuspucken, wenn sie im Rachen angekommen ist.

Ältere Kinder vertragen eine konzentriertere Salzlösung. Man löst ¼–½ Teel. Salz (gutes Meersalz oder natürliches Emser Salz®) in ¼ l lauwarmem Wasser. Diese Lösung kann man entweder mit einer Einmalspritze oder einem Nasengießer in die Nase geben. Solche Nasengießer bekommt man im Sanitätshaus oder in der Apotheke.

Beim Einträufeln oder Eingießen in die Nase ist es wichtig, den Kopf stark nach hinten gebeugt zu halten.

Manche Kinder werden bald Meister darin, die Salzlösung aus einer Schüssel oder aus der hohlen Hand aufzuziehen. Auch für Erwachsene ist das Aufziehen der Salzlösung eine gute Möglichkeit der Selbstbehandlung. Sie lernen es allerdings oft schwerer als die Kinder.

In Erkältungszeiten trifft sich dann die Familie im Bad, und man «schnupft» um die Wette.

Ist der Schnupfen eitrig geworden (grünlich-graugelbliches Sekret), spült man mit einer Salzlösung, der man Calendula 20 % / Echinacea 1 % äußerlich® (Weleda) zugesetzt hat. Man verdünnt 1 Teil Essenz mit 9 Teilen isotonischer Kochsalzlösung.

Mund

· bei Mundfäule:

mit verdünnter Ratanhiatinktur spülen oder pinseln. Verwendet wird Ratanhia-Dil. 10 % Weleda oder auch Weleda Mundwasser. So weit verdünnen, daß es auf der eigenen Schleimhaut als angenehm empfunden wird.

· bei Zahnfleischentzündungen und Schleimhautentzündungen im Mundbereich:

mit Salbeitee

½ Teel. Salbeiblätter
(Folia Salviae) mit
¼ l siedendem Wasser überbrühen,
10 Minuten zugedeckt ziehen lassen, durch ein Teesieb geben
mehrmals täglich bis zu einmal stündlich gründlich damit spülen.

mit Ringelblumenessenz
1 Teel. Calendula-Essenz Weleda mit
¼ l warmem Wasser verdünnen
mehrmals täglich damit gründlich spülen.

mit Kamillentee
1 geh. Teel. Kamillenblüten (Flores Chamomillae) mit
¼ l siedendem Wasser überbrühen,
10 Min. zugedeckt ziehen lassen, durch ein Teesieb geben
mehrmals täglich gründlich damit spülen.

Mundpinselung

· bei Soor
· bei Druckstellen, z. B. durch Zahnspangen
Verwendet wird eine Mischung von Ratanhia- und Myrrhentinktur
(Ratanhia comp. Dil. Weleda). Sie wird so weit verdünnt, daß es auf
der eigenen Schleimhaut als angenehm empfunden wird und dann mit
einem Watteträger (Q-Tip) aufgetragen. Auch das Mundwasser Weleda läßt sich für diesen Zweck verwenden.

Gurgeln

· bei allen Formen von Halsentzündungen
  mit Salbeitee:
½ Teel. Salbeiblätter (Folia Salviae) mit
¼ l siedendem Wasser überbrühen,
10 Min. zugedeckt ziehen lassen, durch ein Teesieb geben,
stündlich mit 1 Eßl. Tee gurgeln. Der Tee darf anschließend ge-
schluckt werden.
· bei entzündlichen Prozessen der Mandeln, des Rachens und des
  Mundes
  mit Bolus Eucalypti comp. Pulver® Weleda:
1 Teel. Pulver in
½ Tasse warmem Wasser gut verrühren
mit dieser Aufschwemmung mehrmals täglich gurgeln.
· bei Rachenkatarrhen
  mit Emser Sole: verwendet wird das aus dem Thermalwasser in Bad
Ems gewonnene Emser Salz echt® (Firma Siemens und Co., Heil-
wasser und Quellenprodukte des Staatsbades Bad Ems).
1 Teel. Emser Salz in
½ l Wasser von 30–37 °C lösen.
Mehrmals täglich gurgeln.

Bäder

Meine Kinder nutzen das wöchentliche Reinigungsbad zu einem turbulenten, feucht-fröhlichen Umgang mit dem Element Wasser.

Im Gegensatz dazu findet ein medizinisches Bad in einer ruhigen, gemütlichen Atmosphäre statt. Die Geschwisterkinder sind aus dem gut temperierten Badezimmer verbannt, für mich steht ein bequemer Stuhl bereit. Es ist geklärt, wer für die Klingel und das Telefon zuständig ist. So sind wir während des Bades einfach nicht zu stören.

Im frisch gemachten Bett sorgen zwei Wärmflaschen dafür, daß es nach dem Bad schön mollig warm ist.

In das eingelaufene Wasser von 36–37°C (gemessene, nicht geschätzte Temperatur) verrühren wir den Badezusatz mehrmals in Form einer großen Acht. Der herrliche Duft von Tee, Bademilch, Essenz oder Öl steigt uns in die Nase, und der kleine Patient streckt sich behaglich in der Wanne aus. Sein Kopf ruht auf einem zusammengefalteten Handtuch am Kopfende der Wanne. Bei kleineren Kindern ruht er in der Hand des Erwachsenen. Die Schultern liegen unter der Wasseroberfläche. Ein Schiffchen aus einer Walnußschale, das ganz vorsichtig über das Meer geblasen wird, hilft auch unternehmungslustigen Kindern, still in der Wanne liegen zu bleiben.

Ich erzähle während des Bades gern etwas von der Pflanze, die ich verwendet habe. Wir verreisen dann träumend in das Land, wo sie wächst. So entdecken wir z. B. an den warmen, sonnigen Hängen am Mittelmeer einen silbergrau beblätterten, kleinen Strauch mit einem kräftig verholzten Stamm. Er hebt kleine, blau-violette Blüten über den Strauch hinaus. Auch die Blütenkelche und -stiele tragen diese Farbe. Männer und Frauen kommen mit Körben an den Hang und pflücken die Blütenstände. Der Duft schwebt wie eine Wolke über dem Hang. Zu Hause wird in großen Kesseln das duftende Öl mit heißem Wasserdampf aus den Pflanzenteilen gewonnen und in Flaschen gefüllt. Viel, viel Lavendel muß gepflückt werden, damit eine Ölflasche gefüllt werden kann.

Die Flasche reist dann mit dem Auto, mit dem Zug bis zu den Menschen, die daraus den Badezusatz herstellen, und dann weiter bis zu uns.

Und wie bei dem orientalischen Flaschengeist können wir die Flasche aufmachen, ein wenig von ihrem Inhalt in die Badewanne geben und den Rest fürs nächste Mal in der Flasche zurücklassen.

Meine Schulkinder (4. u. 5. Klasse) interessieren sich für die Arbeit der Menschen und wollen eine genaue Beschreibung «wie kommt das

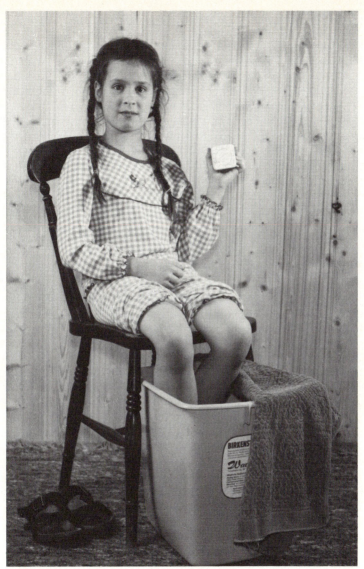

Für Fußbäder eignen sich eckige Eimer (s. S. 72)

Öl in den Lavendel – wie kommt es wieder heraus». Die beiden kleineren (fünf und acht Jahre) genießen mit geschlossenen Augen die Sonnenwärme des Lavendelhanges und wollen wissen, ob die Leute Sonnenhüte und Sandalen tragen.

Als die Kinder noch kleiner waren, liebten sie Märchen und Geschichten. Da steht dann der Lavendel in seinem blauen Hut in der Sonne, und ein Sonnenstrahl hat ihn gerade an der Nase gekitzelt.

Bei einem Fichtennadelbad gehen wir gemeinsam im Tannenwald spazieren. So vergeht uns die Badezeit von acht bis zehn Minuten wie im Fluge. Der Patient steigt dann aus der Wanne, wird ohne Abrubbeln in Vaters Bademantel gehüllt und rasch ins Bett gebracht. Dort bleibt er eine Stunde lang, gut zugedeckt. Da kann eine unterbrochene Traumreise noch in aller Ruhe beendet werden, und oft schläft der Patient darüber ein.

Badeliste

1. Liegt alles bereit?
· ein Bademantel oder ein großes Badetuch oder ein Biberbettlaken
· ein genaues Badethermometer, ersatzweise ein Fieberthermometer
· ein zusammengerolltes Handtuch oder ein aufgeblasenes Nackenkissen
· ein bequemer Stuhl für den Betreuer
· eine Uhr
· evtl. ein Nußschiffchen
· die Seife ist weggeräumt
2. Stimmt die Raumtemperatur?
· sie sollte bei 22–23 °C liegen, eine zu hohe Luftfeuchtigkeit mit Dampfschwaden belastet den Kreislauf und die Atmung.
3. Stimmt die Wassertemperatur?
· sie wird gemessen, nicht geschätzt und ist von Bad zu Bad verschieden.
4. Stimmt die Wassermenge?
· die angegebenen Dosierungen beziehen sich auf 200 l Wasser (= 20 Zehn-Liter-Eimer)
5. Ist das Bett für die Nachruhe vorbereitet?
· es sollte frisch aufgeschüttelt sein
· mit Wärmflaschen vorgewärmt
· das Nachthemd liegt mit den Wärmflaschen unter der Decke
6. Ist gegen Störungen vorgesorgt?
· Telefon, Haustürklingel ...

7. Ist die Badezeit so gewählt, daß eine regelmäßige Therapie möglich ist?
· z. B. immer montags, mittwochs, freitags um 17.00 Uhr
8. Hat man eine ruhige, entspannte Atmosphäre schaffen können, ohne Hetze?

Bäder ohne Zusätze
(Schwitzbad / Schlenzbad)

· zur Behandlung von beginnenden Erkältungen
Die Abwehrkräfte des Körpers werden mobilisiert, die Haut wird stark durchblutet, Gewebsschlacken werden abgebaut und durch das Schwitzen vermehrt ausgeschieden.

Das Bad beginnt mit einer Temperatur von 37°C (gemessen, nicht geschätzt). Langsam steigert man die Temperatur, indem man vorsichtig heißes Wasser am Fußende zufließen läßt. Bei 38,5°C (gemessen, nicht geschätzt) macht man 5–10 Minuten Pause.

Mit einem groben Frottiertuch oder einer weichen Bürste reibt man das Kind unter Wasser ab.

Dann steigert man die Temperatur auf 39–40°C. Das Kind schwitzt jetzt, steht langsam auf, steigt aus der Wanne, wird rasch in einen Bademantel oder ein großes Badetuch gehüllt und ins angewärmte Bett gebracht.

Es trinkt etwas Hagebuttentee mit Zitrone und Honig und ruht ein bis zwei Stunden. Danach reibt man es mit einem kühlen Waschlappen ab und zieht ihm frische Kleidung an.

Noch sehr viel intensiver greift das Überwärmungsbad nach Maria Schlenz (Schlenzbad) in den Organismus ein. Es erzeugt ein künstliches Heilfieber, die Körpertemperatur steigt während des Bades erheblich an. Die Gesamtdauer des Schlenzbades beträgt 1 Stunde. Eine ganz exakte Durchführung ist wichtig und erfordert einige Sachkenntnis. Eine umfassende Information findet man in dem Buch von Maria Schlenz: «Die Schlenz-Kur», Kaffke-Verlag, Heidelberg.

Bäder mit Zusätzen

· ätherische Öle in emulgierter Form (Bademilch, Badekonzentrat)
· ätherische Öle und fette Öle (Ölbäder, Öldispersionsbäder)
· Teezusatz
· Essenzzusatz

· Substanzen Kleiebad, Solebad

Ätherische Öle in emulgierter Form (Bademilch o. Badekonzentrat)

Im Bad entfalten die duftenden (ätherischen) Öle des Pflanzenreichs wie z. B. das Lavendelöl ihre heilende Wirkung

· über die Haut
· über den Geruchssinn
· über die Atmung

Sie werden in feinster Verteilung mit dem Badewasser an die Haut herangebracht. Da sie sich mit dem Wasser nicht mischen, setzt man sie als Emulsion in Form einer Bademilch zu. Die Produkte der Firmen Weleda und Wala enthalten echte ätherische Öle, synthetische Duftstoffe werden nicht zugesetzt; ebenfalls ausgeschlossen sind synthetische Konservierungs- und Schönungsmittel. Beide Firmen betreiben einen eigenen Heilpflanzenanbau auf biologisch-dynamischer Grundlage. Gebräuchlich sind: Rosmarin-, Lavendel- und Fichtennadelbademilch bzw. -konzentrat.

Badedauer: 8–10 Minuten bei 36–38 °C. Die Wassertemperatur soll während der gesamten Dauer des Bades nicht absinken, evtl. heißes Wasser am Fußende vorsichtig nachlaufen lassen. Der kleine Patient soll im Bad still liegen und sich wohlfühlen, schwitzen oder frösteln darf er nicht.

Ist das Bad beendet, wird das Kind nicht abgetrocknet, sondern in einen Bademantel oder ein großes Badetuch gehüllt und ins vorgewärmte Bett gelegt. Die Bademantelkapuze oder ein Handtuch umhüllt den Kopf. Der Patient wird bis über die Schultern sorgfältig zugedeckt und ruht eine Stunde lang. Aus der Nachruhezeit soll jedoch keine Schwitzpackung werden.

Rosmarinöl-Badezusatz

· kreislaufanregend
· durchblutungsfördernd
· durchwärmend
· muntermachend, kein Bad für den Abend

Dem eingelaufenen Badewasser wird zugesetzt: 1 Eßl. Rosmarin-Bademilch® Weleda – vor Gebrauch schütteln – oder 1 Teel. Rosmarinbad-Konzentrat® Wala

Badedauer: 5–10 Min.

Badewassertemperatur: 36–38 °C.

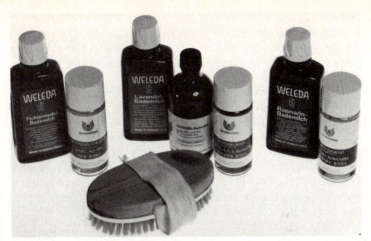

Bademilch

Fichtennadelöl-Badezusatz

· entspannend
· ausgleichend
· kräftigt die Atmungsorgane und erhöht ihre Widerstandskraft gegen Infekte. Abends bei Windpocken

Dem eingelaufenen Badewasser wird zugesetzt: 1 Eßl. Fichtenadel-Bademilch® Weleda – vor Gebrauch schütteln – oder 1 Teel. Fichtennadelbad-Konzentrat® Wala

Badedauer: 8–15 Min.
Badewassertemperatur: 35–36°C.

Lavendelöl-Badezusatz

· beruhigt
· entspannt
· bei Einschlafschwierigkeiten
· bei Schlafstörungen

Dem eingelaufenen Badewasser wird zugesetzt: 1 Eßl. Lavendel-Bademilch® Weleda oder Wala – vor Gebrauch schütteln – oder 1 Teel. Lavendelbad-Konzentrat® Wala

Badedauer: 10–15 Min.
Badewassertemperatur: 35–36°C.

Ätherische Öle und fette Öle
(Ölbad, Öldispersionsbad)

Die ätherischen Öle lösen sich in den fetten Ölen aus dem Pflanzensamen (z. B. Olivenöl). Das nutzt man aus, um die oft hautreizenden ätherischen Öle zu verdünnen (überwiegend 10 g äther. Öl und 90 g fettes Öl) oder um die ätherischen Öle aus der Pflanze zu lösen (Öle der Firma Wala für Öldispersionsbäder).

Ein Bad mit diesen Ölmischungen kann die Qualitäten beider Ölarten über die Haut vermitteln. Das ätherische Öl wird während des Bades von der Haut aufgenommen und an das Blut weitergegeben. Das fette Öl pflegt die Haut. Sie fühlt sich nach dem Bad weich und geschmeidig an, aber nicht ölig. Der feine Ölfilm haftet lange auf der Haut und sorgt so für eine schützende Wärmehülle.

Die Öle werden ohne weitere Zusätze ins Badewasser gegeben. Ihre Wirkung entfaltet sich um so intensiver, je besser es gelingt, sie fein im Wasser zu verteilen.

Eine Möglichkeit dazu ist das Schütteln von Öl mit Wasser: Dazu füllt man ½ l Wasser von 37 ° C und 2 Teelöffel des Ölgemischs in eine 1-Liter-Schraubflasche und schüttelt kräftig 3 Minuten lang.

Eine ganz andere Qualität erreicht man, wenn man Öl und Wasser mit dem Öldispersionsapparat Jungebad® verwirbelt: Dabei werden winzige Wassertröpfchen von Öllamellen umhüllt. Das Öl verteilt sich so äußerst fein und homogen im Badewasser. Infolge dieser beträchtlichen Oberflächenvergrößerung entfaltet das Öl eine sehr intensive, je nach seiner Art spezifische Wirkung, die mit einer nachhaltigen Aktivierung des Wärmeorganismus einhergeht. Die Haut nimmt weitaus größere Mengen ätherisches Öl auf, als das bei anderen Badezusätzen der Fall ist.

Das Öldispersionsbad stellt besondere Anforderungen an die Durchführung des Bades. Nähere Informationen beim Hersteller:

Werner Junge, Öldispersionsbad-Apparatebau, Mickelbuch 39, 7321 Birenbach, Tel. 07161/51704

Ölbäder werden mit Badewasser von etwa 35 ° C durchgeführt. Die fein im Wasser verteilten Öle bilden einen Wärmemantel um den Körper und regen die Eigentätigkeit des Wärmeorganismus an, so daß der Patient sich wohlfühlt und nicht fröstelt.

Bei den Bädern mit geschüttelten Ölen gelingt es nicht immer, das Öl ausreichend zu verteilen. Man muß in einem solchen Fall die Wassertemperatur behutsam erhöhen, wenn der Patient zu frösteln beginnt. Nach einem Ölbad wird er nicht abgetrocknet, sondern in einen Bademantel oder ein großes Badetuch (ersatzweise Biberbettlaken)

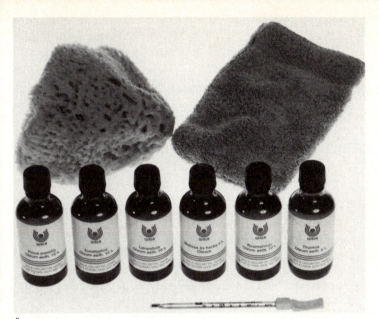

Ölbäder

gehüllt und ins vorgewärmte Bett gebracht. Dort ruht er mindestens eine, besser zwei bis drei Stunden.

Für die Ölbäder verwendet man am besten die Dispersionsbadeöle der Firma Wala. Sie werden mit kaltgepreßtem Olivenöl hergestellt und enthalten keine weiteren Zusatzstoffe.

Eucalyptus-Ölbad

· bei Erkältungskrankheiten, besonders der Atemwege
verwendet wird das Dispersions-Ölbad (Wala)
= Eucalyptus, Oleum aether. 10%
  2 ml im Öldispersionsapparat verwirbeln
  ersatzweise 2 Teel. Öl mit ½ l Wasser von 37°C in einer 1-Liter-Schraubflasche 3 Minuten kräftig schütteln

Lavendelöl-Bad

· bei Einschlafschwierigkeiten
· entspannt
· beruhigt
verwendet wird das Dispersionsbadeöl (Wala)
= Lavendula, Oleum aether. 10 %
  2 ml im Öldispersionsapparat verwirbeln
  ersatzweise 2 Teel. Öl mit ½ l Wasser von 37°C in einer 1-Liter-
  Schraubflasche 3 Minuten kräftig schütteln.

Latschenkiefernöl-Bad

· bei Erkrankungen der Atemwege
verwendet wird das Dispersions-Badeöl (Wala)
= Pinus pumilio, Oleum aeth. 10 %
  2 ml im Öldispersionsapparat verwirbeln
  ersatzweise 2 Teel. Öl mit ½ l Wasser von 37°C in einer 1-Liter-
  Schraubflasche 3 Minuten lang kräftig schütteln.

Melissenöl-Bad

· stoffwechselharmonisierend
· krampflösend
verwendet wird das Dispersions-Badeöl (Wala)
= Melissa ex herba 5 % Oleum
  2 ml im Öldispersionsapparat verwirbeln
  ersatzweise 2 Teel. Öl mit ½ l Wasser von 37°C in einer 1-Liter-
  Schraubflasche 3 Minuten lang kräftig schütteln.

Rosmarinöl-Bad

· bei Stoffwechselschwäche, z. B. Diabetes
· bei niedrigem Blutdruck
· durchwärmend
· belebend, nicht für den Abend!
verwendet wird das Dispersionsbadeöl (Wala)
= Rosmarinus, Oleum aether. 10 %
  2 ml im Öldispersionsapparat verwirbeln

ersatzweise 2 Teel. Öl mit ½ l Wasser in einer 1-Liter-Schraubflasche 3 Minuten lang kräftig schütteln

Thymianöl-Bad

· bei Erkältungskrankheiten der Atmungsorgane
verwendet wird das Dispersions-Badeöl (Wala)
= Thymus, Oleum aether. 5 %
2 ml im Öldispersionsapparat verwirbeln
ersatzweise 2 Teel. Öl mit ½ l Wasser von 37°C in einer 1-Liter-
Schraubflasche 3 Minuten lang kräftig schütteln.

Teezusatz

Fichtennadel-Bad

· harmonisiert
· entspannt
· kräftigt die Atmungsorgane
· verbessert deren Widerstandkraft gegen Infekte
200 g Fichtennadeln (Folia Pini) mit
3 l kaltem Wasser aufsetzen, zum Kochen bringen
½ Std. zugedeckt kochen lassen, durch ein Sieb geben, dem Badewasser zusetzen.
Badedauer: 8–10 Min.
Badewassertemperatur: 36–37°C

Bei zu starker Dosierung des Bades besteht die Gefahr einer Nierenreizung durch den Terpentinölgehalt.

Heublumen-Bad

· stoffwechselanregend
· durchblutungsfördernd
· als Schwitzbad
200 g Heublumen (Flores Graminis) mit
2 l kaltem Wasser übergießen, zum Kochen bringen, kurz aufkochen lassen,
½ Std. zugedeckt ziehen lassen, durch ein Sieb geben, dem Badewasser zusetzen.

Badedauer: 10 Min.
Badewassertemperatur: 37–38 ° C

Kamillen-Bad

· abends bei Windpocken
  200 g Kamillenblüten (Flores Chamomillae) mit
  2 l siedendem Wasser überbrühen
  20 Min. zugedeckt ziehen lassen, durch ein Sieb geben, dem Badewasser zusetzen.
  Badedauer: 10 Min.
  Badewassertemperatur: 35–36 ° C

Lavendel-Bad

· beruhigt
· entspannt
· bei Einschlafstörungen
  50 g Lavendelblüten (Flores Lavandulae) mit
  2 l siedendem Wasser überbrühen,
  20 Min. zugedeckt ziehen lassen, durch ein Sieb geben, dem Badewasser zusetzen.
  Badedauer: 10 Minuten
  Badewassertemperatur: 36–37 ° C

Rosmarin-Bad

· kreislaufanregend
· durchwärmend
· durchblutungsfördernd
· muntermachend
  100 g Rosmarinblätter (Folia Rosmarini) mit
  2 l kaltem Wasser übergießen, zum Kochen bringen,
  5 Min. zugedeckt kochen lassen,
  15 Min. ziehen lassen, durch ein Sieb geben, dem Badewasser zusetzen.
  Badedauer: 8–10 Min.
  Badewassertemperatur: 37–38 ° C

Schachtelhalm-Bad

- regt den Stoffwechsel der Haut an
- bei Nesselsucht
- bei Ekzemen, auch bei chronischen Formen (bei Neurodermitis)
  50 g Schachtelhalmkraut (Herba Equiseti) mit
  2–3 l kaltem Wasser übergießen
  10 Std. ziehen lassen, danach zum Kochen bringen
  10 Min. kochen, durch ein Sieb geben, dem Badewasser zusetzen.
  Badedauer: 8–10 Min.
  Badewassertemperatur: 35–36 °C

Bei Nesselsucht ist ein kühles kurzes Nachduschen oft angenehm.
  Abwandlung, wenn soviel Zeit nicht zur Verfügung steht:
  100 g Schachtelhalmkraut (Herba Equiseti) mit
  2 l kaltem Wasser übergießen, zum Kochen bringen,
  5 Min. kochen lassen,
  15 Min. zugedeckt ziehen lassen, durch ein Sieb geben, dem Badewasser zusetzen.

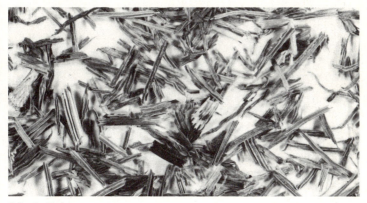

Schachtelhalm

Stiefmütterchen-Bad

· bei Ekzemen, besonders bei nässendem Ekzem
· juckreizstillend
   50 g Stiefmütterchenkraut (Herba Violae tricoloris) mit
   1 l kaltem Wasser übergießen, zum Kochen bringen, aufkochen lassen
   ½ Std. zugedeckt ziehen lassen, durch ein Sieb geben, dem Badewasser zusetzen.
   Badedauer: 8–10 Min.
   Badewassertemperatur: 36–37°C

Thymian-Bad

· bei Erkältungen
· bei Husten, besonders bei krampfartigem Husten
   50 g Thymian (Herba Thymi) mit
   1 l siedendem Wasser überbrühen,
   20 Min. zugedeckt ziehen lassen, durch ein Sieb geben, dem Badewasser zusetzen.
   Badedauer: 8–10 Min.
   Badewassertemperatur: 36–37°C

Essenzen

Verwendet werden Essenzen der Firmen Wala und Weleda. Sie werden aus Frischpflanzen des biologisch-dynamisch geführten Heilpflanzenanbaus hergestellt.

Man setzt 1 Eßl. Essenz dem Vollbad zu. Die Wassertemperatur liegt zwischen 35 und 37°C, die Badedauer bei 5–10 Minuten.

Bad mit Calendula-Essenz
(hergestellt aus blühenden Ringelblumen)
Weleda: aus Blüten und Kraut, Wala: aus Blüten

· bei Wundsein
· bei Entzündungen der Haut
Wir verwendeten sie, als unsere Esther beim Herunterrutschen am Birnbaumstamm Abschürfungen davontrug – an Stellen, die mit Umschlägen schlecht zu behandeln sind.

Bad mit Equisetum-Essenz
(hergestellt aus Schachtelhalm)

· bei Ekzemen, auch bei juckenden Ekzemen
· bei schlecht heilenden Wunden
· regt die Ausscheidung über die Niere an
Equisetum Essenz® Wala oder
Equisetum arvense äußerlich 10 % ® Weleda

Bad mit Prunus-Essenz
(hergestellt aus Schlehenfrüchten)

· bei Erschöpfung
· bei Eßunlust
· in der Rekonvaleszenz
· zur Kräftigung
Prunus-Essenz® Wala oder Prunus-Bad® Weleda

Bad mit Quercus-Essenz
(hergestellt aus Eichenrinde)

· bei nässenden Ekzemen
· bei Hautrissen und Schrunden, auch am After
Quercus-Essenz® Wala oder Quercus äußerlich 20 % ® Weleda

Substanzen

Kleiebad

· trockene, schuppende Ekzeme
· Wundsein
    500 g Weizenkleie (Furfur Tritici) mit
    5 l kaltem Wasser übergießen, zum Kochen bringen
    ½ Std. zugedeckt kochen lassen, durch ein Sieb geben, dem Bade-
    wasser zusetzen.
    Badedauer: 8–10 Min.
    Badewassertemperatur: 35–36° C

Sole-Bad

- bei Neigung zu Erkältungskrankheiten
- bei Polypen

verwendet wird Dürasol®-Badesalz, ersatzweise ein gutes Meersalz.

Die Salzkonzentration des Bades richtet sich nach dem Alter des Patienten und wird im Laufe der Badekur gesteigert. Bei Kindern im Alter von drei bis zwölf Jahren beginnt man mit 3 kg Salz auf 200 l Badewasser (abmessen z. B. mit einem 10-Liter-Eimer) von 35 °C (gemessen, nicht geschätzt) wöchentlich 2–3 Bäder, Badedauer 10 Minuten. Man steigert die Salzmenge beim 5. bis 8. Bad auf 4 kg auf 200 l Wasser und verlängert die Badedauer auf 15 Minuten.

Vom 9. Bad an verwendet man 5 kg auf 200 l Wasser. Die Badedauer darf nun 20 Minuten betragen.

Nach 14 Bädern ist die Kur abgeschlossen.

Der Patient wird nach dem Bad nicht abgeduscht, sondern nur kurz abgetrocknet und ins Bett gebracht. Optimal ist eine Nachruhezeit von 2 Stunden.

Sparsamer ist der Verbrauch, wenn eine kleinere Wanne verwendet wird, in der man z. B. mit 100 l ein Vollbad durchführen kann.

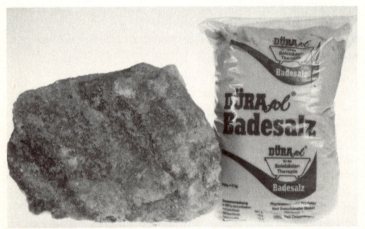

Solebad

Sitzbäder

Bei einem Sitzbad bedeckt das Wasser den Körper bis zur Magengrube und etwa bis zur Mitte der Oberschenkel.

Für Kleinkinder ist eine große Waschschüssel geeignet, ältere Kinder bekommen ihr Sitzbad in einer Babybadewanne.

Man stellt die Babybadewanne am besten in die Familienbadewanne. Da ist die Gefahr einer Überschwemmung am geringsten. Damit die Füße während des Bades nicht kalt werden, zieht man dicke Wollsocken an oder legt eine gut warme Wärmflasche als «Fußmatte» bereit.

Kamillen-Sitzbad

· erleichtert das Wasserlassen bei Blasenkatarrhen und Blasenentzündungen
· bei wundem Po und Wolf (anschließend trocken föhnen)
  100 g Kamillenblüten (Flores Chamomillae) mit
  2 l siedendem Wasser übergießen
  10 Min. zugedeckt ziehen lassen, durch ein Sieb geben, dem Badewasser zusetzen.
  Badedauer: 5 Minuten
  Badewassertemperatur: 35–36°C

Ringelblumen-Sitzbad

· bei Wundsein und Wolf
  1 Eßl. Calendula-Essenz® Wala oder Weleda auf ein Sitzbad von
  20 l Wasser
  Badedauer: 5 Minuten
  Badewassertemperatur: 35–36°C

Wir brauchen dieses Bad vor allem im Frühsommer, wenn die Kinder die Fahrräder neu entdecken, auch, wenn der Po beim Reiten einmal gelitten hat. Die lädierten Hautpartien werden anschließend gründlich trocken gefönt.

Fußbäder

Das Badegefäß sollte so groß sein, daß beide Füße bequem auf dem Boden nebeneinander Platz finden. Man kann spezielle Badebütten kaufen (z. B. Birkenstock), manchmal reicht ein großer Eimer aus.

Fensterputzeimer – eckige Form – aus hitzefestem Material eignen sich besser als runde Eimer (s. Foto S. 57). Notfalls behilft man sich mit zwei Eimern, für jeden Fuß einen.

Ansteigendes Fußbad

· um einer Erkältung vorzubeugen
  (z. B. bei einem durchnäßt und unterkühlt nach Hause kommenden Kind)
· auch bei einer beginnenden Erkältung
· bei kalten Füßen

Man beginnt bei einer Wassertemperatur von 35 °C (gemessen, nicht geschätzt), die Temperatur wird durch vorsichtiges Zugießen von heißem Wasser innerhalb von 15 Minuten auf 39–40 °C gesteigert.
Badedauer: 10 Minuten

Man kann dem Bad 1 Eßl. Rosmarin-Bademilch® (Weleda) oder 1 Teel. Rosmarin-Bad-Konzentrat® (Wala) zusetzen und damit die Wirkung noch verbessern.

Füße und Beine abtrocknen, Wollsocken anziehen und ab ins Bett.

Eichenrinde-Fußbad

· bei Fußpilz
· bei Blasen
· bei Schweißfüßen
  2 Eßl. Eichenrinde (Cortex Quercus) mit
  ½ l kaltem Wasser aufsetzen, zum Kochen bringen
  10 Min. kochen lassen, durch ein Teesieb geben, dem Badewasser zusetzen; etwas Zitronensaft zusetzen, wenn man das Färben der Eichenrinde vermindern will.

Bei der Anwendung gegen Fußschweiß setzt man 1 Eßl. Salz zu.
  Badedauer: 8–10 Minuten
  bei Fußpilz: 3–5 Minuten
Anschließend trockenföhnen, mit 10%igem Lavendelöl (Weleda) einreiben.

Salbei-Fußbad

· bei Fußpilz
· bei Schweißfüßen
· bei kalten Füßen
  ½ Teel. Salbei-Fußbad® (Wala) auf
  1 Eimer Wasser von 36°C (5–10 l)

Temperatur durch vorsichtiges Zulaufen von heißem Wasser erhöhen
bis auf 40°C.
2–3 Fußbäder pro Woche
5 Min. steigern bis auf 15 Minuten.

Fußbad mit Senfmehl

· bei beginnender Erkältung
· bei Stirnhöhlen-, Nasennebenhöhlen- und Kiefernhöhlenentzün-
  dungen
· als 14tägige Kur bei chronischen Mandelentzündungen und häufi-
  gen Erkältungen
· nur bei intakter Haut anwendbar
· nur einmal am Tag
  100–150 g frisch gemahlenes Senfmehl (Semen Sinapis pulv. gross.)
  mit ½ l lauwarmem Wasser anrühren
  2–3 Min. ziehen lassen.

Die Badebütte mit Wasser von 36–37°C bis zur Wadenhöhe füllen.
Das angerührte Senfmehl durch ein Tuch absieben, das Senfmehlwas-
ser dem Badewasser zugeben.

Das Tuch mit dem Senfmehl so zubinden, daß kein Senfmehl her-
auskrümeln kann und ebenfalls in die Badebütte geben.

Einfacher ist es, einen Beutel, z. B. aus einem Geschirrtuch, zu nä-
hen. Man bindet ihn am oberen Rand zu und gibt ihn in die Bütte. Der
Senfmehlbeutel wird während des Badens mehrmals ausgedrückt. Ältere Kinder besorgen das selbst, indem sie ihn mit den Füßen unter
Wasser halten und sachte darauf treten.

Das Senfmehlbad steigt manchem unangenehm in die Nase. Mit
einem Handtuch über der Bütte läßt sich der Geruch abmildern.

Badedauer: 5–15 Min. je nach Hautempfindlichkeit

Badewassertemperatur: 36–38°C

Nach dem Bad werden Beine und Füße kurz, aber gründlich lauwarm abgespült. Nach dem Abtrocknen werden die behandelten

Bereiche mit einem guten Körperöl (z. B. Rosen Haut- und Massageöl® Wala) sparsam eingerieben. Der Patient zieht Wollsocken an und geht zu Bett.

Das Bad ruft eine Hautrötung hervor («rote Strümpfe»), manchmal tritt diese Rötung erst nach mehreren Bädern deutlich auf.

Das Bad darf nicht mit den Schleimhäuten in Berührung kommen – achten Sie auf Senfmehlreste an Ihren Händen und in den Zehenzwischenräumen. Eine aufgerollte Hose hat sich als «Spritzschutz» bewährt.

Ein Senfmehlbad wird *einmal* am Tag durchgeführt, die Haut darf von der Behandlung am Vortag nicht mehr gerötet sein. Der Aufwand lohnt sich!

Kühles Armbad

· belebend
· erfrischend

Man läßt kühles Wasser in eine große Schüssel oder in das Handwaschbecken laufen und taucht für etwa 20 Sek. beide Arme bis etwa zur Mitte der Oberarme ein. Danach das Wasser abstreifen, kurz trockentupfen.

Eine empfehlenswerte Anwendung auch für die ermatteten Eltern z. B. nach der Gartenarbeit im Sommer, wenn sie eigentlich zu müde sind, noch einen schönen Abendbrottisch zu richten und liebevoll die Gute-Nacht-Geschichte zu erzählen.

Dieses Teilbad wird nur bei gut warmer Haut angewendet.

Teilbäder

Mit einem Teilbad lassen sich verklebte Verbände lösen und schmerzfrei abnehmen. Man kann sie mit abgekochtem Wasser herstellen oder auch Essenzen zufügen, z. B.

Combudoron-Essenz® Weleda bei Brandwunden
Calendula-Essenz® Weleda bei Schürfwunden, Schnittwunden.

Waschungen

Eine regelmäßig durchgeführte Waschung bedeutet für den Organismus einen Reiz, auf den er mit erhöhter Widerstandsfähigkeit antwortet. Der Wärmeorganismus wird «trainiert» und dadurch kräftiger. Regelmäßigkeit und Ausdauer sind für die Wirkung von entscheidender Bedeutung.

Unsere Esther ist jetzt zehn Jahre alt und etwas kreislaufschwach. Sie wird nun morgens etwas früher als die Geschwister geweckt und bekommt noch im Bett eine Rosmarinabwaschung. Das besorgt der Vater, da ich ein Morgenmuffel bin. Er legt ein großes Badetuch ins Bett, darauf legt sich unsere Tochter ohne ihr Nachthemd und deckt sich schnell wieder zu, um schön warm zu bleiben.

Eine Waschung kommt nur in Frage bei gut warmer Haut! Die behandelten Körperteile werden sofort wieder zugedeckt, um Verdunstungskälte zu vermeiden. So bleibt der Patient auch während der Behandlung warm.

In einer Waschschüssel mischt mein Mann 1 Teel. Rosmarin-Bademilch® (Weleda) oder Rosmarinbad-Konzentrat® (Wala) mit kühlem Wasser. Die Temperatur ist so, daß Esther sie gerade noch als angenehm empfindet, etwa 34°C.

Zuerst fährt er mit dem gut ausgedrückten Waschhandschuh einige Male das Gesicht entlang von der Stirn bis zum Hals. Die behandelten Stellen tupft er mit einem Handtuch trocken und beginnt dann mit dem Abwaschen des Rückens. Esther setzt sich dazu im Bett auf. Er wäscht von der Schulter aus in einigen Strichen den Rücken entlang bis zum Po. Dann legt sich Esther auf das Badetuch und deckt sich wieder zu.

Die Arme sind als nächstes dran. Von den Fingerspitzen aus wandert der Waschhandschuh in zügigen Strichen am Arm bis zum Schultergelenk herauf. Der fertig behandelte Arm verschwindet schnell im Badetuch unter der Decke. Dann folgt der andere Arm.

Der Waschhandschuh darf nun vom Schlüsselbein ausgehend zu den Rippen wandern. Er fährt an ihnen mit leichten, zügigen Strichen entlang und beendet seine Reise mit einer Schneckenspirale um den Bauchnabel (Uhrzeigersinn).

Esther wird nun bis zum Hals ins Badetuch gehüllt und zugedeckt. Ein Bein darf unter der Decke hervorschauen. Dort beginnt der Waschhandschuh seine Reise bei den Zehenspitzen und wandert in zügigen Strichen das Bein entlang bis zur Hüfte. Das Bein wird zugedeckt, die Behandlung mit dem Abwaschen des anderen Beins beendet.

Esther bekommt einen Kuß auf die Nasenspitze und darf noch 10 Minuten gut eingepackt liegenbleiben.

Die ganze Waschung dauert höchstens 5 Minuten.

Immer, wenn ein Körperteil fertig abgewaschen ist, wird der Waschhandschuh in der Waschschüssel neu durchtränkt und für die nächste Behandlung kräftig (!) ausgewrungen.

Checkliste

· Waschschüssel
· 1-l-Meßbecher
· 1 Teelöffel
· Waschhandschuh (grobes Frottee)
· Handtuch
· großes Badetuch (ersatzweise Biberbettlaken)
· evtl. ein großes Handtuch, um die Schultern warm zu halten
· evtl. ein Thermometer, um die Wassertemperatur zu überprüfen
· Wasserzusatz (Bademilch, Salz, Tee)
· Hocker oder Stuhl, um die Waschschüssel kippsicher abstellen zu können.

Lavendel-Abwaschung

· abends
· beruhigend
· entspannend
· bei Einschlafschwierigkeiten
    1 Teel. Lavendelbademilch® Weleda oder
    ½ Teel. Lavendelbad-Konzentrat® Wala auf
    1 l Wasser von 34 °C

Besonders schön ist es, wenn die Abwaschung bei gedämpftem Licht durchgeführt wird.

Rosmarin-Waschung

· morgens zum Munterwerden
· durchwärmend
· belebend
· anregend

1 Teel. Rosmarinbademilch® Weleda oder
½ Teel. Rosmarinbad-Konzentrat® Wala auf
1 l Wasser von 34 °C

Salz-Waschung

· morgens zum Aufwecken
· als Oberkörperabwaschung an Rücken, Armen und Brust (ohne den Bauchraum)
· kräftigend bei erhöhter Anfälligkeit zu Halsentzündungen, Drüsenschwellungen, Polypen
· bei «Dickerchen»
  1 Eßl. Meersalz abends mit
  1 l kaltem Wasser ansetzen. Das Salz löst sich über Nacht.

Pfefferminztee-Abwaschungen

· nach Schweißausbrüchen bei Fieber
· nach Schwitzbädern im Anschluß an die Nachruhezeit
  1 Eßl. Pfefferminzblätter (Folia Menthae piperitae) mit
  ½ l siedendem Wasser überbrühen
  10 Min. zugedeckt ziehen lassen, durch ein Teesieb geben, dem Waschwasser zusetzen.

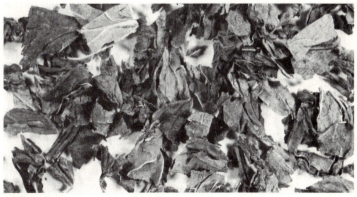

Pfefferminze

Einreibungen

Einreibungen sind bei Kindern sehr beliebt. Sie fühlen sich danach rundum wohl in ihrer Haut. Mit einer Einreibung kann man:
· die Haut in ihren Funktionen unterstützen (z. B. einer Entfettung entgegenwirken)
· dem Kind eine schützende Wärmehülle vermitteln (z. B. bei einer feucht-kalten Witterung)
· eine Erkältung, einen Husten oder Bauchweh und Blähungen behandeln
· die Zeit nach einer Krankheit (Rekonvaleszenz) zur unterstützenden Behandlung nutzen

Die verwendeten Öle sollten die Hautatmung nicht behindern, sie dürfen die Haut nicht zu stark abdecken. Deshalb eignen sich die pflanzlichen fetten Öle für diese Anwendung besonders.

Pflanzenöle sind Natursubstanzen, die ganz aus der Wärmeaktivität der Natur hervorgehen. Sie werden vorwiegend in den Samen gebildet (z. B. Erdnuß, Haselnuß), seltener in den Früchten (z. B. Olive). Die Öle dringen durch die Haut und nehmen dabei die therapeutischen Zusätze mit. Nach einem Reinigungsbad oder einem gründlichen Abseifen beim Waschen oder Duschen sollte es auch bei älteren Kindern selbstverständlich sein, ein qualitativ gutes Öl in die noch feuchte Haut einzureiben.

Der körpereigene feine Fettfilm der Haut ist in seiner Qualität durch nichts zu ersetzen. Tägliche Vollbäder (z. B. in der Säuglingspflege), häufige Schaumbäder oder tägliches Abseifen und Schrubben des ganzen Körpers sind deshalb nicht empfehlenswert.

Eine Einreibung verlangt ruhige, konzentriert durchgeführte Bewegungen mit warmen (!) Händen und wenig (!) Öl.

Es beginnt am Rücken:

In ruhigen Strichen fahren die Hände mit etwas Öl rechts und links der Wirbelsäule von den Schultern zur Hüfte hinab. Anschließend reibt man mit etwas neuem Öl nacheinander die Arme ein. Man beginnt bei den Fingerspitzen und arbeitet mit sich rhythmisch wiederholenden großen Strichen bis zur Schulter herauf, immer von unten nach oben. Die Brust wird vom Schlüsselbein abwärts eingerieben. Die Strichrichtung orientiert sich an den Rippen. Die Hände arbeiten rechts und links vom Brustbein, nicht kreuz und quer darüber. Der Bauchraum wird vom Nabel beginnend in Form einer Spirale im Uhrzeigersinn eingerieben. Die Einreibung der Beine beginnt bei den Zehenspitzen, es geht in großen Strichen bis zum Knie herauf, dann weiter bis zum Po. Den Abschluß der Behandlung bildet ein kräftiges Einreiben der Fußsohlen. Wenn es möglich ist, darf sich der Patient jetzt eine halbe Stunde im warmen Bett ausruhen.

· für die Hautpflege:
Calendula-Kinderöl® Weleda
Kamillen-Haut- und Massageöl® Wala
Rosen-Haut- und Massageöl® Wala

· hautpflegend und mild durchwärmend:
Malven-Haut- und Massageöl® Wala
Schlehenblüten-Haut- und Massageöl® Wala

· vorbeugend in der Erkältungszeit:
Eukalyptus-Haut- und Massageöl® Wala
Latschenkiefern-Haut- und Massageöl® Wala

· kräftig durchwärmend, muntermachend:
Rosmarin-Haut- und Massageöl® Wala

· bei Erkältungen und Husten:
zum Einreiben auf Brust und Rücken
Lavendelöl 10 % (Oleum aethereum Lavandulae 10 % Wala oder Weleda)
Eukalyptusöl 10 % (Oleum aethereum Eucalypti 10 % Wala oder Weleda)
die Einreibung wirkt noch besser, wenn man ein Wolltuch um die eingeriebenen Bereiche wickelt.

· bei Bauchweh und Blähungen:
zum Einreiben des Bauchraums, spiralförmig, im Uhrzeigersinn, mit leichten Bewegungen, ohne Druck
Melissenöl 10 % (Oleum aethereum Melissa 10 % Weleda)
Melissenöl (Melissa ex herba 5 % Oleum Wala)

· bei Blähungen hilft oft besser:
Melissa comp. Oleum Wala

· bei Anfälligkeiten gegen Pilzinfektionen:
auch vorbeugend z. B. als Fußpilzprophylaxe nach dem Schwimmbadbesuch
Lavendelöl 10 % (Oleum aethereum Lavandulae 10 % Weleda oder Wala)

· bei fiebernden Kindern:
sie fühlen sich oft wohler nach einer Ganzkörpereinreibung mit Lavendelöl 10% (Oleum aethereum Lavandulae 10% Weleda oder Wala)

Tees aus Heilpflanzen

In diesem Kapitel möchte ich Ihnen die Anwendungsgebiete und die Zubereitung für die häufigsten Heilpflanzen-Kindertees nennen.

Auch für diesen Teil gilt:

Am besten finden Sie mit Ihrem Arzt gemeinsam den richtigen Tee, die richtige Teemischung für die spezielle Krankheitssituation bei Ihrem Kind heraus.

Auch der Apotheker berät Sie gerne, wenn es um die Verwendung, Zubereitung und Mischung von Heilpflanzen geht. Darüber hinaus finden Sie in vielen Naturkostläden und Reformhäusern «Kräuter-

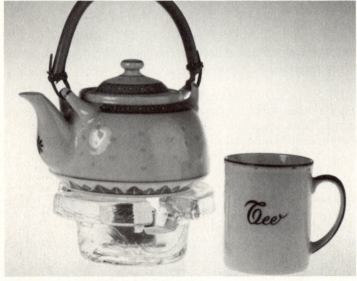

Heilpflanzentees helfen bei vielen Beschwerden

männlein und -weiblein», oder Sie informieren sich selbst, z. B. in dem Buch von Pahlow «Meine Heilpflanzen-Tees» (s. Literaturverzeichnis, S. 147).

Zur Aufbewahrung der Tees eignen sich Weißblechdosen oder lichtgeschützte Glasgefäße. Die Lagerung sollte kühl, dunkel und trocken erfolgen.

Vielleicht legen Sie sich die Teetips (Anwendung und Zubereitung) gleich mit ins Teegefäß? Vermerken Sie auch das Einkaufsdatum.

Heilpflanzentees, mit Ausnahme der Husten- und Erkältungstees, trinkt man möglichst ungesüßt. Bei den beiden Ausnahmen süßt man mit Honig, weil er gerade bei Erkältungskrankheiten den Krankheitsverlauf positiv beeinflußt. Honig ist hitzeempfindlich, man setzt ihn deshalb dem Tee erst zu, wenn er auf Trinktemperatur abgekühlt ist.

Ein Stövchen hält den Tee warm.

Anis

· gegen Blähungen
· krampflösend bei Magen-Darm-Beschwerden
· schleimlösend bei Husten

Zubereitet wird der Tee aus Anissamen (Fructus Anisi)
½ Teel. gequetschter Anis (für Säuglinge)
1–1 ½ Teel. gequetschter Anis (für ältere Kinder)
mit ¼ l siedendem Wasser überbrühen, 10 Min. zugedeckt ziehen lassen, durch ein Teesieb geben.

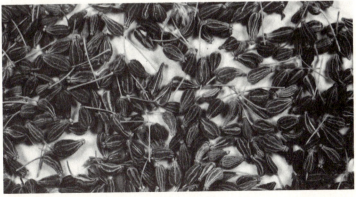

Anis

Säuglingen gibt man 3–5 Teel. vor den Mahlzeiten oder setzt 2–3 Eßl. der Flaschennahrung zu. Ältere Kinder trinken ½–1 Tasse 2- bis 3mal täglich.

Apfelschalen

Die Schalen von ungespritzten Äpfeln aus einwandfreiem Anbau kann man entweder frisch oder getrocknet zur Teezubereitung verwenden.

Bei uns fädeln die Kinder die Apfelschalenschlangen mit einer stumpfen Sticknadel auf einen Baumwollfaden. Wir hängen sie dann zum Trocknen an einen warmen, luftigen Ort.

3–4 «Schlangen» mit
¼ l siedendem Wasser überbrühen
10 Min. zugedeckt ziehen lassen, durch ein Teesieb geben.

Apfelschalentee gibt eine gute Grundlage für einen durstlöschenden Haustee. Wir trinken ihn ungemischt, mit Malven- oder Hagebuttentee, mit Zitronen- oder anderem Fruchtsaft.

Eibisch

· reizlindernd bei Schleimhautentzündungen im Mund- und Rachenraum
· bei Husten
Zubereitet wird der Tee aus Eibischwurzeln (Radix Althaeae)
1 Teel. Eibischwurzel mit
¼ l kaltem Wasser übergießen,
1 ½ Std. ziehen lassen, während dieser Zeit mehrmals umrühren.
Durch ein Teesieb geben.

Man gibt Kleinkindern stündlich 1 Eßl., ältere Kinder trinken ½ – 1 Tasse 3–4 mal täglich.

Fenchel

· gegen Blähungen (wirkt oft besser als Anistee)
· krampflösend bei Magen-Darm-Verstimmung
· schleimlösend bei Husten
Zubereitet wird der Tee aus Fenchelsamen (Fructus Foeniculi)
½ – 1 Teel. gequetschten Fenchel mit

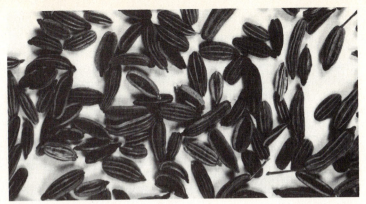

Fenchel

¼ l siedendem Wasser überbrühen,
10 Min. zugedeckt ziehen lassen, durch ein Sieb geben.

Säuglingen gibt man 3–5 Teel. vor den Mahlzeiten oder setzt 2–3 Eßl. der Flaschennahrung zu. Ältere Kinder trinken ½ – 1 Tasse 2–3 mal täglich. Wer Pulvernahrung verwendet, kann sie mit Fencheltee statt mit Wasser zubereiten.

Hagebutten

· bei Erkältungen
· bei Frühjahrsmüdigkeit
· zur Stärkung der Abwehrkräfte

Zubereitet wird der Tee aus entkernten Hagebuttenschalen (Fructus Cynosbati sine Semini) oder Hagebuttenkernen (Semen Cynosbati) oder einer Mischung von beidem.

Hagebuttenkerne enthalten etwas Vanillin, das verfeinert den Teegeschmack.

1 Teel. Hagebutten mit
¼ l kaltem Wasser aufsetzen, zum Kochen bringen,
10 Min. kochen lassen, durch ein Teesieb geben.

2 mal täglich ½ – 1 Tasse. Hagebuttentee ist ein idealer Thermosflaschentee, er behält über mehrere Stunden seinen vollen Vitamingehalt. Bei uns bildet er die Grundlage des «Sommertees», der für die Kinder in der heißen Jahreszeit als Durstlöscher in der Küche bereitsteht.

Heidelbeere

· unterstützt die diätetische Behandlung bei Durchfall
· bei übelriechenden Stühlen im Säuglings- und Kleinkindalter
Zubereitet wird der Tee aus getrockneten Heidelbeeren (Fructus Myrtilli)
 1 Eßl. Heidelbeeren mit
 ¼ l kaltem Wasser aufsetzen, zum Kochen bringen,

10 Min. zugedeckt kochen lassen, durch ein Teesieb geben, zugedeckt abkühlen lassen, in einem verschlossenen Gefäß aufbewahren.
 Säuglingen gibt man 3–5 mal täglich 1–2 Teel.
 Kleinkinder erhalten 3–5 mal täglich ½ Tasse,
 Kindergartenkinder trinken 3 mal täglich 1 Tasse,
 Schulkinder kauen 3–5 getrocknete Beeren vor dem Essen.

Holunderblüten

· bei Erkältungen
· schweißtreibend
· stärkt die Abwehrkräfte
Zubereitet wird der Tee aus Holunderblüten (Flores Sambuci)
 1 Teel. Holunderblüten mit
 ¼ l siedendem Wasser überbrühen,
 10 Min. zugedeckt ziehen lassen, durch ein Teesieb geben.

3–5 mal täglich ½–1 Tasse so heiß wie möglich, bei hohem Fieber lauwarm, evtl. mit etwas Zitronensaft und Honig.

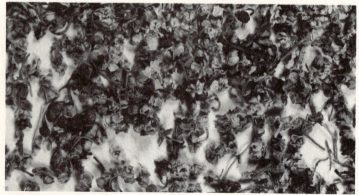

Holunderblüten

Huflattich

- reizlindernd bei Schleimhautentzündungen im Mund- und Rachenraum
- bei trockenem Reizhusten

Zubereitet wird der Tee aus Huflattichblättern (Folia Farfarae)

1–2 Teel. Huflattichblätter mit
¼ l siedendem Wasser übergießen,
10 Min. zugedeckt ziehen lassen, durch ein Teesieb geben.

Säuglingen und Kleinkindern gibt man 3–5 mal täglich 1 Eßl. Tee, ältere Kinder trinken 3 mal täglich ½–1 Tasse.

Kamille

- entzündungshemmend
- krampflösend bei Magen-Darm-Verstimmung
- gegen Blähungen

Zubereitet wird der Tee aus Kamillenblüten (Flores Chamomillae)

1 gehäufter Teel. Kamillenblüten mit
¼ l siedendem Wasser überbrühen,
10 Min. zugedeckt ziehen lassen, durch ein Teesieb geben.
2–4 mal täglich ½ Tasse nicht zu heiß trinken.

Probieren Sie doch einmal mit Ihren Kindern aus, mit einer oder zwei Kamillenblüten einen Tee zuzubereiten. Meine Kinder waren erstaunt, wie schön das Wasser gefärbt wurde und wie man die Kamille schon schmecken konnte.

Kümmel

- gegen Blähungen
- bei Magen-Darm-Beschwerden

Zubereitet wird der Tee aus Kümmelsamen (Fructus Carvi)

¼ Teel. gequetschter Kümmel (für Säuglinge)
½ Teel. gequetschter Kümmel (für ältere Kinder)
mit
¼ l siedendem Wasser überbrühen,
10 Min. zugedeckt ziehen lassen, durch ein Teesieb geben.

Säuglingen gibt man 2–3 Teel. vor den Mahlzeiten oder setzt 1 Eßl. der Flaschennahrung zu. Ältere Kinder trinken ½ bis 1 Tasse 1–2 mal täglich.

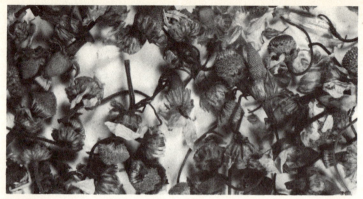

Kamille

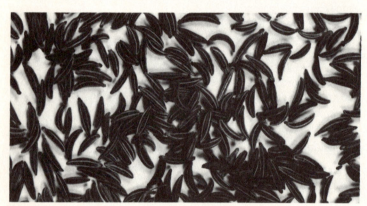

Kümmel

Lavendel

· beruhigend
· schlafbringend
· krampflösend

Zubereitet wird der Tee aus Lavendelblüten (Flores Lavandulae)
    1 Teel. Lavendelblüten mit
    ¼ l siedendem Wasser überbrühen,
    10 Min. zugedeckt ziehen lassen, durch ein Teesieb geben.
Abends ½–1 Tasse

Lindenblüten

· schweißtreibend
· bei Erkältungen
· stärkt die Abwehrkräfte
· mildert den Hustenreiz

Zubereitet wird der Tee aus Lindenblüten (Flores Tiliae)
1–2 Teel. Lindenblüten mit
¼ l siedendem Wasser überbrühen,
10 Min. zugedeckt ziehen lassen, durch ein Teesieb geben.

3–5 mal täglich ½–1 Tasse, möglichst heiß, evtl. mit etwas Zitronensaft und Honig, bei hohem Fieber lauwarm.

Melisse

· beruhigt
· bei Einschlafstörungen
· beruhigend und krampflösend bei Magen-Darm-Beschwerden und Blähungen
· bei Appetitlosigkeit
  vor allem, wenn diese Störungen «nervös» bedingt sind.
· bei fieberhaften Erkältungen, wenn sich das Kind nicht richtig wohl fühlt.

Zubereitet wird der Tee aus Melissenblättern (Folia Melissae)
1 Teel. Melissenblätter (als Einschlaftee 2 Teel.) mit
¼ l siedendem Wasser überbrühen,
10 Min. zugedeckt ziehen lassen, durch ein Teesieb geben.
2 mal täglich ½–1 Tasse, bei Einschlafstörungen: abends 1 Tasse

Melissentee aus frischen Blättern schmeckt besonders gut. Man kann Zitronenmelisse (Melissa officinalis) leicht in einem großen Blumentopf, besser noch im Balkonkasten oder im Garten pflanzen.

Pfefferminze

· bei Übelkeit, Brechreiz
· bei Erbrechen
· bei Durchfall
  für Kinder im Kindergarten- und Schulalter

Den so beliebten Pfefferminztee möchte ich für Säuglinge und Klein-

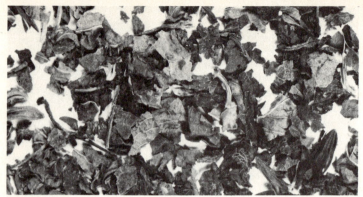
Melisse

kinder nicht ohne weiteres empfehlen. Sie sind oft empfindlich gegen das im Tee enthaltene Menthol.
 Zubereitet wird der Tee aus Pfefferminzblättern (Folia Menthae piperitae)
 ½–2 Teel. Pfefferminzblätter mit
 ¼ l siedendem Wasser überbrühen,
 10 Min. zugedeckt ziehen lassen, durch ein Teesieb geben.
Bis zu 3 mal täglich ½–1 Tasse eßlöffelweise.

Salbei

· schmerzstillend und entzündungshemmend bei Halsentzündungen
· unterstützt die diätetische Behandlung bei Magen-Darm-Katarrhen
Zubereitet wird der Tee aus Salbeiblättern (Folia Salviae)
 ½ Teel. Salbeiblätter mit
 ¼ l siedendem Wasser überbrühen,
 10 Min. zugedeckt ziehen lassen, durch ein Teesieb geben.

Bei Halsentzündungen gibt man stündlich 1 Eßl. Tee gut warm.
 Erst damit gurgeln, dann schlucken!
 Bei Magen-Darm-Katarrhen: ½ Tasse Tee ½ Std. vor den Mahlzeiten.

Schachtelhalm

- regt die Harnausscheidung an
- unterstützt die Behandlung von Blasenkatarrhen
- unterstützt die Behandlung von lymphatischen Wucherungen im Nasen-Rachenraum (Polypen)

Zubereitet wird der Tee aus Schachtelhalmkraut (Herba Equiseti)
  1 Teel. Schachtelhalmkraut mit
  ¼ l kaltem Wasser übergießen,

10–12 Std. zugedeckt ziehen lassen, zum Kochen bringen, kurz aufkochen, durch ein Teesieb geben.

  3 mal täglich 1 Tasse, bei Polypen: 4–6 Wochen lang jeden Tag regelmäßig.

Spitzwegerich

- reizlindernd und schleimlösend bei trockenem Husten

Zubereitet wird der Tee aus Spitzwegerichkraut (Herba Plantaginis lanceolatae)
  1 Teel. Spitzwegerichkraut mit
  ¼ l siedendem Wasser überbrühen,
  10 Min. zugedeckt ziehen lassen, durch ein Teesieb geben.

Säuglingen und Kleinkindern gibt man 3–5 mal täglich 1 Eßl. Tee, ältere Kinder trinken ½–1 Tasse 3–5 mal täglich. Man kann dem Tee etwas Honig beifügen.

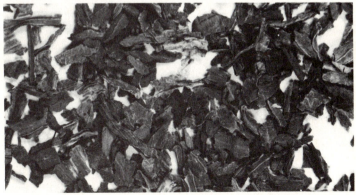

Spitzwegerich

Stiefmütterchen

· unterstützt die äußere Therapie bei Hautproblemen, besonders bei nässenden, juckenden Ekzemen, Milchschorf.

Zubereitet wird der Tee aus Stiefmütterchenkraut (Herba Violae tricoloris)

1 Teel. Stiefmütterchenkraut mit
¼ l siedendem Wasser überbrühen,
10 Min. zugedeckt ziehen lassen, durch ein Teesieb geben.

Säuglingen und Kleinkindern gibt man 4–5 mal täglich 2 Eßl. oder setzt den Tee der Flaschennahrung zu. Ältere Kinder trinken morgens und abends 1 Tasse.

Langzeitbehandlung: mindestens ¼ Jahr lang regelmäßig.

Thymian

· krampflösend und schleimlösend bei Husten
Zubereitet wird der Tee aus Thymiankraut (Herba Thymi)
1–2 Teel. Thymiankraut mit
¼ l siedendem Wasser überbrühen
10 Min. zugedeckt ziehen lassen, durch ein Teesieb geben.

Säuglingen und Kleinkindern gibt man 3–5 mal täglich 1 Eßl. Tee, ältere Kinder trinken täglich ½–1 Tasse, evtl. mit etwas Honig.

Teemischungen

Teemischungen sind oft den Einzeltees in ihrer Wirkung überlegen. Die in ihnen gemischten Pflanzenteile ergänzen sich und verstärken so die Gesamtwirkung.

Einige bewährte Mischungen möchte ich Ihnen hier nennen. Ansonsten sind Sie aufgerufen, selbst individuelle Mischungen zu «komponieren».

Die Mischungen können Sie sich in der Apotheke auch in kleinen «Probierportionen» (z. B. je 10 g) zusammenstellen lassen oder auch selbst zu Hause mischen. Ich stelle meine Teemischungen so zusammen, daß unsere Kinder sie gerne trinken.

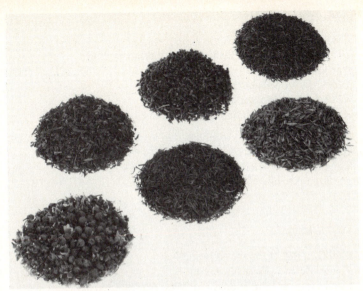

Mit Teemischungen erzielt man häufig eine bessere Wirkung

Teemischung gegen Blähungen

1 Teil Anis (Fructus Anisi)
2 Teile Fenchel (Fructus Foeniculi)
1 Teil Kümmel (Fructus Carvi)

Wenn Sie diese Mischung in der Apotheke herstellen lassen, bitten Sie darum, die Bestandteile im Mörser «anzustoßen». Die Wirkstoffe lösen sich dann leichter. Man kann sich zu Hause zu diesem Zweck mit einem Nudelholz behelfen.

Füllen Sie den Tee bitte in ein fest verschließbares Gefäß, damit die Inhaltsstoffe nicht verfliegen.

1 Teel. dieser Mischung mit
¼ l siedendem Wasser überbrühen
10 Min. zugedeckt ziehen lassen, durch ein Teesieb geben.

Säuglingen gibt man 3–4 Teel. vor jeder Mahlzeit oder setzt 2–3 Eßl. der Flaschennahrung zu. Wer Pulvernahrung verwendet, kann diese statt mit Wasser mit dem Tee zubereiten. Ältere Kinder trinken ½–1 Tasse 2–3 mal täglich.

Hustentee

1 Teil Salbei (Folia Salviae)
1 Teil Spitzwegerich (Herba Plantaginis lanceolatae)
1 Teil Huflattich (Folia Farfarae)
2 Teel. dieser Mischung mit
¼ l siedendem Wasser überbrühen,
10 Min. zugedeckt ziehen lassen, durch ein Teesieb geben.

Wenn der Tee soweit abgekühlt ist, daß man ihn gerade trinken kann, etwas Zitronensaft und Honig zufügen.

Säuglingen und Kleinkindern gibt man 3–4 mal täglich 1–2 Eßl., ältere Kinder trinken 3–4 mal täglich 1 Tasse.

Bauchweh–Tee

1 Teil Kamille (Flores Chamomillae)
2 Teile Melisse (Folia Melissae)
1 Teil Pfefferminze (Folia Menthae piperitae)
1 Teel. dieser Mischung mit
¼ l siedendem Wasser überbrühen,
10 Min. zugedeckt ziehen lassen, durch ein Teesieb geben.

Eine Tasse wird «gelöffelt», also in kleinen Mengen, aber gut warm gegeben.

Erkältungswetter-Tee

2 Teile Hagebuttenschalen (Fructus Cynosbati sine Semini)
2 Teile Hagebuttenkerne (Semen Cynosbati)
1 Teil Lindenblüten (Flores Tiliae)
1 Teil Holunderblüten (Flores Sambuci)
1 gehäuften Teel. dieser Mischung mit
¼ l siedendem Wasser überbrühen,
10 Min. zugedeckt ziehen lassen, durch ein Teesieb geben.

Bei Erkältungswetter vorbeugend morgens und abends 1 Tasse. Zum Durchwärmen, wenn Kinder mit nassen Füßen oder fröstelnd nach Hause kommen. Kinder, die sonst keinen Tee mögen, trinken ihn gerne mit Obstsaft gemischt (z. B. Holunder).

Gute-Nacht-Tee

2 Teile Melisse (Folia Melissae)
1 Teil Johanniskraut (Herba Hyperici)
1 Teil Lavendel (Flores Lavandulae)
1 Teil Hopfen (Strobuli Lupuli)
1 Teel. dieser Mischung mit
¼ l siedendem Wasser überbrühen,
10 Min. zugedeckt ziehen lassen, durch ein Teesieb geben.
1 Tasse zum Abendbrot

Honig

Honig wurde schon zu Zeiten, als man noch nichts von seinen Inhalts-
stoffen wußte, als Hausmittel geschätzt. Heute wissen wir, was der
Honig enthält: verschiedene Zucker, Mineralsalze, Spurenelemente,
Vitamine, Enzyme, Fermente, aber auch Inhibide. Das sind Stoffe,
die das Wachstum der Bakterien verhindern und Krankheitserreger
abtöten können.

Es wäre nun zu wünschen, daß der Honig wieder ernst genommen
wird als ein bewährtes Hausmittel. Dann erwacht das Interesse für
seine Herkunft (z. B. Klee-, Wald-, Heidehonig), seine Verarbeitung
(kalt geschleudert, werteschonend ohne Erhitzen) und damit für
seine Qualität. Auch die Besonderheiten des Lebens in einem Bie-
nenstock verdienen es, entdeckt zu werden. Zwei sehr schöne Bücher: Kleine Biene Sonnenstrahl (ab 6 J.) und Das Bienenbuch (ab
9 J.). Beide von Jakob Streit, Verlag Freies Geistesleben, Stuttgart.

Die Inhaltsstoffe des Honigs sind hitzeempfindlich, Temperaturen
über 40 °C verträgt er nicht. Honig wird deshalb einem Tee oder der
Milch erst bei Trinktemperatur zugesetzt.

Ein festgewordener Honig verflüssigt sich durch vorsichtiges Er-
wärmen im Wasserbad.

Säuglinge im ersten Lebenshalbjahr reagieren auf die Fülle der im
Honig enthaltenen Vitalstoffe leicht mit Durchfall.

Honig
· zur Stärkung der Abwehrkräfte:
    1 Teel. Honig täglich, regelmäßig(!) z. B. in Form von Honig-
    milch, ein guter Ersatz für den Frühstücks- oder Abendbrotka-
    kao.

· bei Erkältungen:
1–2 Teel. Honig täglich, gemischt mit dem Saft ½ Zitrone, verdünnt mit ½ Tasse lauwarmem Wasser

· bei Erkältungen und Husten:
1–2 Teel. Honig, gemischt mit
½ Teel. geriebenem Meerrettich,
1–2 Stunden zugedeckt ziehen lassen, mit
¼ l lauwarmer Milch übergießen, gründlich umrühren, durchsieben und sofort in kleinen Schlucken trinken.
oder
½ Rettich raspeln
2 Eßl. Honig zufügen,

zugedeckt einige Stunden stehen lassen, durch ein Tuch absieben, das Tuch kräftig auspressen.
Von dem Rettich-Honig 2–5 mal täglich 1 Teel. einnehmen.
oder
¼ l Milch mit
2 Teel. gequetschtem Fenchel (Fructus Foeniculi contus)
zum Kochen bringen, zugedeckt 5 Min. ziehen lassen,
durch ein Teesieb geben.

Nach dem Abkühlen auf Trinktemperatur 1 Teel. Honig zufügen, in kleinen Schlucken trinken.

· bei Heuschnupfen als unterstützende Behandlung:
1 Teel. Rohhonig mit Wabenresten aus der Gegend des Wohnorts, täglich, regelmäßig, das ganze Jahr hindurch

· bei Mundfäule (Aphthen):
vorsichtiges Einstreichen mit unverdünntem Honig erleichtert das anschließende Trinken bei schmerzhaften Aphthen.

· äußerlich bei verklebten Wundverbänden und verklebter Mullauflage von Pflastern:
den verklebten Bereich dick mit Honig einstreichen, einige Zeit einwirken lassen – die Verbände lösen sich schmerzfrei.

Leinsamen

· bei Darmträgheit und Verstopfung:
1 Eßl. Leinsamen (Semen Lini) wird entweder über Nacht eingeweicht oder frisch geschrotet morgens dem Müsli zugesetzt oder mit
Yoghurt, Quark oder Kefir verrührt.

Dörrpflaumen

· bei Darmträgheit und Verstopfung
2–3 ungeschwefelte Dörrpflaumen werden abends in etwas Wasser
eingeweicht (kleines Gefäß benutzen, Dörrpflaumen sollen mit Wasser bedeckt sein). Am Morgen wird die Flüssigkeit auf nüchternen
Magen getrunken, anschließend die Pflaumen verzehrt. Man kann
auch beides dem Müsli zufügen oder es mit Yoghurt vermischen.

Möhren – Rohkost

· gegen Madenwürmer (Oxyuren)
bei Madenwurmbefall lohnt sich ein Versuch mit Möhrenrohkost.
Über 2–3 Tage besteht die Nahrung *ausschließlich* aus rohen, gerie-
benen oder geraspelten Möhren.

Kapitel 5

Mein Kind hat Fieber

Wie messe ich Fieber?

Auch in der Zeit der Digitalthermometer wird Körpertemperatur im
Mastdarm («rektal») gemessen, Messungen unter der Zunge («oral»)
ergeben Werte, die 0,2 bis 0,5 Grad Celsius unter der Rektaltempera-
tur liegen und oft schwanken. Noch ungenauer ist die in der Achselhöhle («axillar») gemessene Temperatur.

Quecksilberfreie Thermometer (Digitalthermometer) oder solche
mit einem besonders dünnen Quecksilberfaden (Prisma-Thermome-
ter) verhindern, daß aus einem zu Bruch gegangenen Thermometer
Quecksilber ausläuft. Die silbrigen Kügelchen sind giftig – und sie
wieder einzusammeln ein Geduldsspiel allererster Güte.

Quecksilberthermometer schlägt man vor jeder Messung auf 35
Grad Celsius herunter.

Säuglinge und Kleinkinder liegen bei den Messungen auf dem Rük-
ken und man hält die Beine mit der freien Hand gut fest. Ältere Kinder liegen auf der Seite und ziehen die Beine zum Bauch hin etwas an.
Die eingefettete Spitze des Thermometers wird vorsichtig in den After geschoben. Man kann auch zusätzlich den After mit einem Klecks
Salbe versehen – es flutscht dann noch besser.

Die Körpertemperatur schwankt während des Tages; sie ist am
niedrigsten frühmorgens, am höchsten spätnachmittags. Die Verdau-
ungstätigkeit nach einer Mahlzeit kann sie für ein bis zwei Stunden
erhöhen.

Man mißt deshalb:
· morgens nach dem Aufwachen,
· nach der Mittagsruhe,
· abends vor dem Einschlafen,
· nachts, wenn es erforderlich ist.

Im Darm mißt man zwei bis drei Minuten lang, unter der Zunge drei
bis vier Minuten, in der Achselhöhle mindestens fünf, besser zehn
Minuten (dabei bleiben, damit das Thermometer nicht verrutscht,
Schultern warmhalten).

Die gemessene Temperatur notiert man zusammen mit Datum und

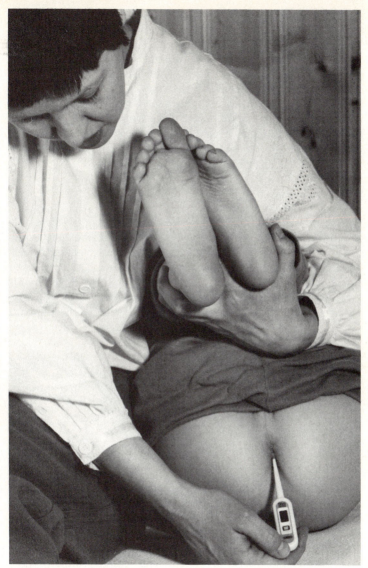
Mit einem Klecks Salbe flutscht das Thermometer richtig

Uhrzeit. Das Thermometer wird nach dem Messen mit kaltem Wasser abgespült und mit einem alkoholgetränkten Wattebausch abgewischt. Verwendet wird dazu 70 %iger Isopropyl-Alkohol.

Bei einem Kind, das über Bauchweh klagt, mißt man in der Achselhöhle und anschließend im Darm. Eine Temperaturdifferenz von mehr als 0,5 Grad Celsius (fünf Teilstriche) kann auf eine Entzündung im Unterleib (z. B. eine Blinddarmentzündung) hinweisen.

Erfahrene Eltern merken schon an der Hauttemperatur von Stirn, Nacken und Bauch, ob ein Kind Fieber hat.

Was ist Fieber?

Eine vom Organismus selbst ausgehende Erhöhung der Körpertemperatur um ein Grad Celsius bezeichnet man als Fieber. Fieber läßt sich aber nicht auf diese Erhöhung reduzieren. Es ist nur ein Zeichen für die Gesamtveränderung des Organismus, der sich aktiv mit etwas auseinandersetzt.

Fieber ist ein geordnet verlaufendes Geschehen. Es ist das einzig wirksame Mittel gegen Viren und verhindert eine rasche Zunahme

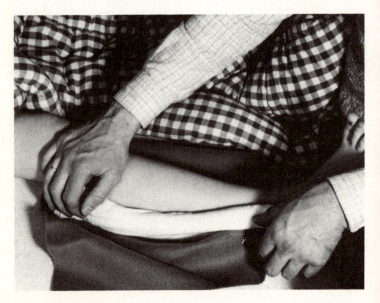

und Verbreitung von Krankheitserregern. Es verbessert die Abwehrlage und erhöht die Stoffwechseltätigkeit. Im Fieber baut das Kind körpereigenes Eiweiß ab; nach dem Fieber baut es seinen Körper sozusagen neu auf, und das ist ein anderer Prozeß als nur altes zu ersetzen. Man sieht es den Kindern manchmal an, wie sehr sie sich durch einen fieberhaften Infekt verändert haben. Das Kind arbeitet im Fieber an seiner biologischen Individualität.

Nicht immer ist eine Krankheit Anlaß für Fieber. Manches Kind legt sich schon bei einer Familienfeier, beim Kofferpacken vor dem Urlaub, vor einer Schulaufführung (Lampenfieber) mit Fieber ins Bett.

Nur der kindliche Organismus kann seine Körpertemperatur so leicht erhöhen und Temperaturen von 39 und 40 Grad Celsius gut verkraften. Für einen Erwachsenen oder einen alten Menschen können solche Temperaturen eher ernste Folgen haben.

Bei den physikalischen Abkühlungen (Wadenwickel, Abwaschen, Einlauf) in der Fieberbehandlung bleiben die positiven Wirkungen des Fiebers (z. B. die Stoffwechselsteigerungen) erhalten, fiebersenkende Medikamente dagegen hemmen alle Vorgänge der Fieberreaktion. Fieberzäpfchen sollten deshalb nur im Notfall und keinesfalls zur Routinebehandlung eingesetzt werden. Sie sollten zwar auch

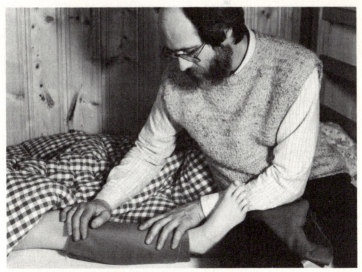

Wadenwickel erhalten die positiven Seiten des Fiebers

griffbereit in der Hausapotheke liegen, daneben, besser noch davor, liegen aber die Utensilien für Wadenwickel oder Einlauf.

In meinen Kursen berichten Eltern häufig von einer unbestimmten Angst, wenn ihr Kind Fieber hat: «Ich meine immer, das ist zuviel für meine Tochter, sie atmet zu schnell, das Herz klopft wie wild. Ich kann das gar nicht mit ansehen.» Wer allerdings schon einige Erfahrung hat, geht auch mit dem Fieber gelassener um: «Beim ersten Mal hatte ich ganz weiche Knie, als das Thermometer 39,8 Grad Celsius anzeigte. Jetzt kennen wir das schon und sind viel ruhiger und zuversichtlicher.» «Das schnelle Herzklopfen hat mir auch immer Angst gemacht. Mein Arzt hat mir dann gesagt, daß unsere Tochter einen Pulsschlag von 140 pro Minute gut verkraften kann. Seitdem sitze ich und zähle die Pulsschläge, wenn sie fiebert; wenn es dann ‹nur› 135 Schläge pro Minute sind, bin ich beruhigt. Früher wäre ich dabei schon ganz fahrig geworden.»

Häufig wird die Angst geringer, wenn man erst informiert worden ist, daß Fieber ein geordnet verlaufender Prozeß ist mit bestimmten Körperreaktionen im Fieberanstieg und ebenso im Fieberabfall: «Hätte ich das doch schon früher gewußt, daß die heißen Waden ein Zeichen dafür sind, daß der Fieberanstieg vorbei ist!» «Ich habe Wadenwickel auch an kühlen Waden gemacht, weil mir die Temperatur schon zu hoch war. Ich habe gar nicht gewußt, wie die Wadenwickel wirken und daß man damit warten muß, bis die Waden warm sind.» Man verliert die Angst vor dem Fieber, wenn man es als *aktive Tätigkeit* des Kindes sieht und nicht als etwas, das mit dem Kind passiert.

Bei uns zu Hause hat sich der Satz eingebürgert: «Kind, du hast Fieber, du wächst schon wieder.»

Es ist ein bißchen wie beim Laufenlernen – die Zeit bis die Kinder es können, ist ungeheuer gefahrenreich (man weiß auf einmal, wie viele Ecken, Kanten und Stolperquellen der Haushalt hat), aber man beschränkt sich darauf, ganz gefährliche Dinge außer Reichweite zu bringen und hat ansonsten ein waches Auge auf das Kind. Man begleitet es durch diese Zeit im sicheren Bewußtsein, daß es sein Ziel erreicht – mit einer Energie und Ausdauer, die wir als Erwachsene gerne noch einmal hätten.

Ein fieberndes Kind kann man ähnlich begleiten – mit einem wachen Auge für die seltenen gefährlichen Situationen, so gut wie möglich gewappnet und mit dem sicheren Bewußtsein, daß das Kind im Fieber sozusagen an seiner Individualität arbeitet.

Begründet ist die Angst vor einem Fieberkrampf, einer Hirnhautreizung oder einer Hirnhautentzündung. Allerdings kommen diese Komplikationen nur selten vor. Es hilft mit dem Arzt darüber zu spre-

100

chen. Und man kann auch zu Hause mit einfachen Mitteln herausfinden, ob eine Hirnhautentzündung wahrscheinlich ist, z. B. mit dem «Knieküßchen»: Das Kind setzt sich im Bett auf, umfaßt ein Knie mit den Armen und soll es zum Mund ziehen («Küssen») – bei einer Hirnhautreizung oder -entzündung gelingt das wegen Rücken- und Kopfschmerzen nicht. Fieberkrämpfe sehen bedrohlich aus, wiederholen sich selten und hinterlassen nur in Ausnahmefällen einen bleibenden Schaden.

Auf jeden Fall ist es Unsinn, aus Angst vor den möglichen Komplikationen das Fieber zu unterdrücken. Unsinnig ist es auch, schablonenhaft bei einer bestimmten Körpertemperatur eine fiebersenkende Behandlung mit Zäpfchen durchzuführen. Im Gespräch mit dem Arzt sollte es Ihnen gelingen, eine individuelle Therapie für ihr Kind zu finden.

Warnsignale und Behandlung

1. Fieber über 40 Grad Celsius mit kühler Haut macht eine ärztliche Beratung erforderlich.
2. Kopfschmerzen über die Zeit des Fieberanstiegs hinaus können ein Zeichen sein für
   · eine Reizung der Hirnhäute bei hohem Fieber;
   · eine beginnende Hirnhautentzündung.
3. Das Kind wirkt blaß, für einige Zeit bewußtlos, steif (Fieberkrampf); oder
   · das Kind beginnt im Gesicht zu zucken, das Zucken dehnt sich rasch auf den ganzen Körper aus, das Kind ist bewußtlos (Fieberkrampf).
   Beide Fieberkrämpfe machen eine ärztliche Behandlung erforderlich.

Sie besteht zunächst einmal darin, daß das Kind «zur Ruhe», d. h. ins Bett gebracht wird. Es braucht ja alle seine Kraft, um die Umstellung des Organismus zu verarbeiten.

Manche Kinder verlangen von sich aus nach dem Bett, wenn sie sich nicht recht wohl fühlen. Den anderen, die noch mit 38,5 Grad Celsius lieber im Kinderzimmer spielen und toben würden, muß der Erwachsene diese Entscheidung abnehmen.

Vielleicht gelingt es besser, wenn das Elternbett zur «Ruheinsel» erklärt wird und das Kinderbett das «Gute-Nacht-Bett» bleibt. Klei-

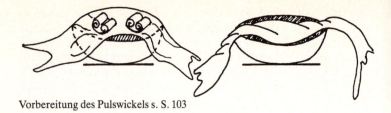
Vorbereitung des Pulswickels s. S. 103

nere Kinder kann man oft leichter zur Ruhe bringen, wenn man sie bei entsprechendem Wetter warm zudeckt und vor Wind und direkter Sonne geschützt im Kinderwagen spazierenfährt. Unser Johannes lag an kranken Tagen besonders gerne auf seinem Schaffell in der Hängematte und ließ sich sachte schaukeln.

Eine ruhige Umgebung und vor allem ein ruhiger Betreuer sind weitere wichtige Voraussetzungen für eine gute Fieberbehandlung. Ein sehr gutes Hausmittel für die Behandlung eines kranken Kindes sind fünfzig Tropfen Baldriantinktur für die Mutter oder den Vater, sobald sie merken, daß sie kribbelig werden!

Schon zu Beginn des Fiebers sollte man sich die Dinge bereitlegen, die man brauchen könnte: z. B. Wickeltücher, Thermometer, Tee und Obstsaft, Telefonnummer des Kinderarztes oder der nächsten Klinik. Ein hoch fieberndes Kind bleibt nicht ohne Aufsicht, nachts darf es ins Elternbett oder ein Elternteil baut sich ein Matratzenlager im Kinderzimmer.

Zur Pflege eines fiebernden Kindes gehört eine gute Mundpflege:
· mehrmals tägliches Mundspülen mit Salbeitee, verdünntem Zitronensaft, verdünntem Mundwasser (Weleda);
· mehrmals tägliches Zähneputzen, besonders geeignet für die Zahnpflege im Bett ist eine nichtschäumende Zahncreme, die den Speichelfluß intensiv anregt und von der man unbesorgt etwas verschlucken darf (z. B. Sole-Zahncreme, Weleda);
· sehr häufige Lippenpflege, die Lippen müssen gut gefettet werden, damit sie nicht austrocknen und Risse bekommen, z. B. mit einem Lippenflegestift auf Bienenwachsgrundlage (Everon ®).

Im Fieberanstieg fühlen sich die Kinder nicht wohl, sie klagen über Kopfschmerzen oder über Bauchweh und erbrechen leicht. Die Haut an den Waden fühlt sich kühl an, auch die Füße sind kühl. Arme und Hände sind ebenfalls kühl, obwohl das Thermometer z. B. 38,5 Grad Celsius anzeigt. Die kühle Haut weist darauf hin, daß die Temperatur noch steigt. Der Organismus zentriert das Blut im Inneren, im Bauchraum, die peripheren Blutgefäße sind verengt.

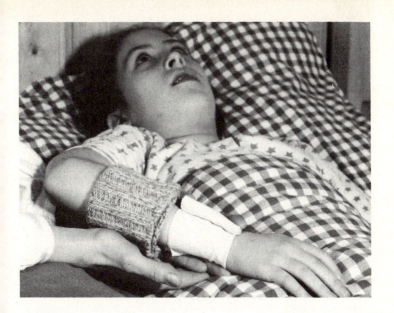

In dieser Phase hält man die Kinder warm. Man kann ihnen dicke Schafwollsocken anziehen oder eine nicht zu heiße Wärmflasche an die Füße legen, zusätzlich bietet man ihnen etwas heißen Tee an.

Eine weitere gute Hilfe im Fieberanstieg sind *Pulswickel mit Arnikaessenz* oder Zitronensaft.

Vier Bourette-Seidentücher (jeweils so groß, daß sie die Pulsstellen an Hand- und Fußgelenken gut bedecken) werden aufgerollt und paarweise zum leichteren Auswringen in zwei größere Tücher gelegt. Darüber wird ca. ¼ Liter sehr heißes Wasser mit Zusatz von einem Eßlöffel Arnikaessenz oder Zitronensaft gegossen. Die Wringtücher werden nun an den Zipfeln angefaßt, um den Wasserkran gelegt und kräftig ausgewrungen. Die Kompressen werden einzeln (!) aus den Wringtüchern genommen und so heiß wie möglich auf die Pulsstelle gelegt und mit einem etwas größeren Wolltuch straff befestigt.

Die Wickel können alle zehn Minuten erneuert werden, nach dreimaligem Wechsel wird eine mehrstündige Pause eingelegt. Schläft der Patient ein, können die Wickel auch über Nacht liegen bleiben. Es ist wichtig, die Pulsstellen an Hand- und Fußgelenken zu wickeln, s. Fotos.

Auch eine *Ganzkörpereinreibung* mit Lavendelöl (Oleum aethereum Lavandulae 10% von Weleda oder Wala) hilft manchem Kind,

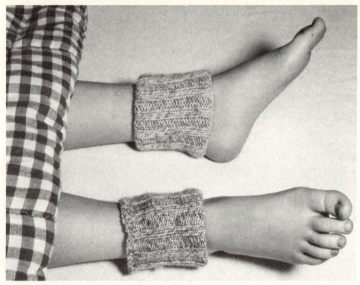
Pulswickel sind für Hand- und Fußgelenke da

sich wohler zu fühlen (siehe dazu die Ausführung zu Einreibungen auf Seite 78f).

Wenn der Fieberanstieg vorüber ist, werden die Waden und Füße warm – der Körper hat jetzt Wärme übrig und möchte sie abgeben. Mit dem Blut wird Wärme zur Haut gebracht, die Gefäße sind weit, die Wärme wird vermehrt abgestrahlt. Manchmal beendet ein Schweißausbruch den Fieberanstieg. Liegt die Temperatur über 39 Grad Celsius, kann man dem Organismus helfen, seine Wärme rascher abzustrahlen, indem man *Wadenwickel* macht.

Allerdings: niemals bei kalten Füßen oder Frösteln mit Wadenwickeln beginnen, auch wenn hohes Fieber besteht!

Wadenwickel werden nicht eiskalt angelegt, sondern etwas kühler als die gemessene Fiebertemperatur, evtl. mit einem Zusatz von Zitronensaft oder Obstessig. Die Tücher sollten nicht zu dick sein (gut eignen sich Leinentücher) damit sie sich eng anlegen lassen und keine Falten bilden. Sie werden vor dem Anlegen *kräftig* ausgewrungen und mit Wolltüchern oder Wollstrümpfen befestigt.

Auf keinen Fall wickelt man eine wasserdichte Einlage mit um die Beine! Ein Wolltuch oder ein Badetuch saugt die Restfeuchtigkeit sehr gut auf und schützt die Matratze, ohne luftundurchlässig zu sein.

Wadenwickel

Die aufgerollten Tücher werden in Wasser getaucht, dessen Temperatur einige Grade unter der Fiebertemperatur liegen sollte. Danach werden sie gut ausgewrungen. Vom Fuß aus wird das Bein bis unterhalb des Knies umwickelt und mit einem Wolltuch straff befestigt. Gut bewährt haben sich große Wollstrümpfe. Der Patient wird während der Behandlung leicht zugedeckt. Siehe Fotos S. 99/100.

Bei hohem Fieber können die Wickel alle zehn Minuten erneuert werden, die Tücher sind dann bereits durchwärmt. Nach dreimaligem Wechsel wird eine halbstündige Pause eingelegt und dann erneut die Temperatur gemessen. Der Wickelvorgang kann dreimal wiederholt werden.

Man bricht die Anwendung sofort ab, wenn die Füße während der Behandlung kalt werden. Steigt das Fieber während der Behandlung weiter an, sollte der Arzt gerufen werden.

Eine Senkung der Körpertemperatur unter 38,5 Grad Celsius ist nicht sinnvoll, weil sie die Abwehrkräfte des Körpers verschlechtert.

Nach dem Fieberhöhepunkt ist eine Abwaschung mit kühlem Pfefferminztee möglich (s. Waschungen S. 77).

Im süddeutschen Raum gebräuchlicher als bei uns im Ruhrgebiet ist eine fiebersenkende Behandlung durch einen *Einlauf.* Dr. med. Stellmann beschreibt sie in seinem Buch «Kinderkrankheiten – natürlich behandeln»:

«... Bei hohem Fieber wirkt der Einlauf fiebersenkend um etwa ein Grad Celsius, so daß die unangenehmen Fieberbegleiterscheinungen wie Benommenheit und Unruhe abgeschwächt werden und der Nachtschlaf meistens gewährleistet ist. Bei Fieber und Verstopfung wird der Einlauf zimmerwarm angewendet. Bei Erbrechen und Durchfällen, also einer gewissen inneren Austrocknung, gut lauwarm. Am besten verwenden Sie Kamillentee (ein Eßlöffel Kamillenblüten mit einem Liter kochenden Wasser übergießen, zehn Minuten ziehen lassen, dann abseihen). Ist eine Flüssigkeitszufuhr angezeigt, dann setzen Sie dem Tee eine Prise Salz zu.

Und so wird's gemacht: Gummiklistier mit Tee füllen, beim Säugling 70 bis 100 ccm, bei Kleinkindern 250 ccm, bei größeren Kindern bis zu 500 ccm – die Spitze mit etwas Salbe versehen, Klistier in den After einführen, den Ball mit kräftigem Druck entleeren – so gelangt die Flüssigkeit weit in den Darm hinein. Der Einlauf kann täglich bis zu viermal wiederholt werden.

Sie können den Einlauf auch mit Hilfe eines Irrigators durchführen, fast alle Kinder sträuben sich das erste Mal dagegen, sind aber immer von der Wirkung überrascht und machen im Wiederholungsfalle keine Schwierigkeiten...»

Bei der Anwendung des Irrigators liegt das Kind auf dem Rücken oder auf der Seite. Benutzt man ein festes Einsteckstück, so drückt man es 3–4 cm in den After wie ein Thermometer. Benutzt man ein sogenanntes Darmrohr, d. h. einen vorne rundgeschlossenen Schlauch mit seitlicher Öffnung, so kann man ihn etwa 10 cm in den After stecken. Man fordert das Kind dabei auf, etwas gegenzudrükken. Wenn der Schlauch innen auf Widerstand stößt, zieht man ihn etwas zurück und schiebt in anderer Richtung neu, bis es geht. Nach Öffnen des Ventils läßt man die Flüssigkeit in ca. 3 Minuten einlaufen. Das Kind soll versuchen, den After geschlossen zu halten, auch wenn man den Schlauch zieht. Danach das Kind erst bei starkem Stuhldrang – etwa nach 3–5 Minuten – auf den Topf oder aufs Klo setzen.

Eine Klistierspritze ist etwas leichter zu bedienen und deshalb üblich geworden. Sie leistet jedoch bei weitem nicht das, was man mit einem Irrigator erreicht.

Ernährung

Ein fieberndes Kind braucht vermehrt Flüssigkeit, denn es gibt durch die erhöhte Stoffwechseltätigkeit mehr Flüssigkeit ab als an gesunden Tagen.

Verdünnte Obstsäfte – möglichst aus frischem Obst, keine übersüßten Fruchtsaftgetränke oder Limonaden – und verschiedene Tees stehen deshalb an erster Stelle. Kalte Getränke «erkälten» den Magen! Gut vertragen werden darüber hinaus: Obstkompott, besonders Apfelmus, Blattgemüse – auf mehrere kleine Portionen verteilt. Eier, Hülsenfrüchte, Fleisch, Nüsse, Kartoffeln, unverdünnte Milch, Milchprodukte und Süßigkeiten sind für die Ernährung an Fiebertagen nicht geeignet. Im Fieber wird vermehrt Eiweiß abgebaut. Es durch die Nahrung zuzuführen, würde den Körper während des Fiebers belasten. Kinder holen den Gewichtsverlust nach der Fieberphase schnell wieder auf.

Außerdem sollten Sie für einen regelmäßigen Stuhlgang sorgen, wenn nötig: Dörrpflaumen (siehe S. 95).

Kapitel 6

Die 15 häufigsten Krankheiten im Kindesalter

Während ich dieses Kapitel (im Mai 1987) schreibe, lese ich einen Zeitungsartikel über die Kinderschutztage des Deutschen Kinderschutzbundes. Dort stellte der Vorsitzende, Professor Walter Bärsch fest, daß Mumps und Masern, Röteln und Windpocken längst nicht mehr an der Spitze der häufigsten Kinderkrankheiten stehen. Sie wurden abgelöst von Atemwegserkrankungen, Hautallergien, und auch die Krebserkrankungen von Kindern steigen.

Prof. Bärsch schreibt diese Entwicklung unter anderem auch dem ständigen Anstieg giftiger Substanzen in der Umwelt zu. Deshalb ist es so wichtig, daß wir uns für eine saubere Umwelt und für gesunde Nahrungsmittel einsetzen. Ich habe dazu etwas im Kapitel 8 «So bleibt mein Kind gesund» geschrieben.

Im folgenden stelle ich, stichwortartig und alphabetisch geordnet, 15 Krankheiten vor, über die Eltern Bescheid wissen sollten. Als zusätzliche Orientierung verweise ich auf das Register im Anhang, in dem ich die im Buch insgesamt aufgezeigten Behandlungsmöglichkeiten mit entsprechendem Seitenverweis zusammengestellt habe.

Diphtherie

war früher eine der gefürchtetetsten Krankheiten. Heute kommt sie nur noch selten vor. Sie wird durch Tröpfchen übertragen, direkt von Mensch zu Mensch.

Zwei bis fünf Tage nach der Ansteckung tritt eine eitrige Mandelentzündung auf, mit grauen, häutigen Belägen. Die erkrankten Kinder sind blaß, müde und appetitlos. Sie haben nur mäßiges Fieber, die Lymphknoten schwellen an, es entsteht ein fadsüßlicher Mundgeruch.

Komplikationen: Durch das vom Diphtherieerreger produzierte Gift treten Herzmuskelschwäche, Lähmungen auf, oder es kommt zum Kollaps. Diphtheriekranke werden in der Klinik behandelt.

107

Dreitagefieber

Das Kind erkrankt ohne Vorzeichen mit schnell ansteigendem Fieber bis auf 40 °C. Diese hohe Temperatur hält sich drei Tage ohne wesentliche Veränderung. Die Krankheit ist beendet, wenn sich ein feinflekkiger Hautausschlag ausbreitet. Das Fieber sinkt dann ebenso schnell, wie es vorher angestiegen war.

Erkältungen

sind die häufigste Infektionskrankheit im Kindes- und Erwachsenenalter. Ausgelöst werden sie durch verschiedene Viren, die eine Situation der Anfälligkeit nutzen. Häufig beginnen sie mit einem Schnupfen. Kleinkinder bekommen ihn bis zu 30mal im Jahr, ältere Kinder noch 6–12 mal.

Der Verlauf der Krankheit ist dann individuell verschieden:

Das eine Kind fühlt sich einige Tage nicht ganz wohl, und es ist nicht einfach, ihm zur nötigen Bettruhe zu verhelfen, einem anderen Kind fehlt die Kraft, sich mit der Erkrankung auseinanderzusetzen, und aus der einfachen Erkältung wird z. B. eine Entzündung der Bronchialschleimhaut (Bronchitis). Kehlkopf und Rachen sind häufig mitbeteiligt bei einer Erkältung.

Nach fünf bis acht Tagen ist die Erkältung überwunden. Spezifische Heilmittel gegen Erkältungsviren gibt es nicht.

Kinder, die im Kindergartenalter ausreichend die Gelegenheit hatten, eine Erkältung gründlich zu verarbeiten, können ihr im Schulkindalter mit einer gut ausgebildeten Abwehrlage entgegensehen.

Erbrechen und Durchfall

Im Säuglingsalter sind Durchfälle mit und ohne Erbrechen ernstzunehmende Erkrankungen und machen insbesondere dann, wenn Fieber hinzutritt, immer einen Arztbesuch erforderlich.

Im Kleinkindalter kann man einen fieberfreien Brechdurchfall zu Hause mit Diät behandeln. Man entscheidet am Gesamteindruck des Kindes, wann man den Arzt aufsucht. Erbrechen kann auch auf eine Gehirnerschütterung hinweisen.

Eltern erleichtern dem Arzt die Beurteilung der Situation, wenn sie die Menge des Erbrochenen, bei Durchfällen die Beschaffenheit, die Farbe und die Häufigkeit möglichst genau angeben können.

Keuchhusten

wird durch bakterienbeladene Tröpfchen übertragen, direkt von Mensch zu Mensch. Auch Säuglinge können erkranken, denn die Mutter kann ihnen keine Schutzstoffe weitergeben, so sind auch gestillte Kinder gefährdet.

Zehn bis vierzehn Tage nach der Ansteckung zeigt das betroffene Kind die ersten Symptome: Es hustet leicht und hat etwas Schnupfen (katarrh. Stadium). Nach weiteren zehn bis vierzehn Tagen ist der Höhepunkt der Krankheit erreicht, und der Husten hat sich zum anfallartigen Keuchhusten verändert. Die Hustenanfälle treten überwiegend nachts auf. In halb- bis einstündlichen Abständen hustet das Kind den in den Bronchien angesammelten Schleim aus. Anders als bei einem Erkältungshusten kann es zwischen den einzelnen Hustenstößen nicht wieder einatmen und hat deshalb am Ende des Anfalls keine Luft mehr zur Verfügung. Man sieht es an seinem geschwollenen, bläulich verfärbten Gesicht, den prall gefüllten, heraustretenden Halsvenen und der röhrenförmig herausgestreckten Zunge. Der Atemstillstand am Ende des Anfalls hält einige Sekunden an, dann löst er sich, und das Kind zieht mit einem typischen Geräusch wieder Luft ein. Dasselbe wiederholt sich ein- bis zweimal und wird durch das Herauswürgen von etwas Bronchialschleim (zäh-glasig) beendet. Oft erbricht das Kind dabei. Das Ganze dauert nicht länger als eine halbe Minute, den betreuenden Erwachsenen kommt es allerdings viel länger vor.

Gelingt es ihnen, dem Kind zu vermitteln, daß nichts Außergewöhnliches oder Bedrohendes geschieht, so helfen sie ihm damit, seine Angstsituation zu überwinden. Besonders zu Beginn des Anfalls ist eine sachliche Beruhigung nötig.

Nach dem Anfall bekommt das Kind ein bißchen zu trinken und etwas flüssige oder breiige Nahrung. Es schläft dann rasch ein. Man kann noch kurz das Zimmer lüften und legt sich dann schnell hin, um beim nächsten Anfall auch etwas ausgeruht zu sein.

Das Krampfstadium dauert etwa zehn bis vierzehn Tage und verläuft fieberfrei.

Nach der Genesung ist der Patient weitgehend immun, d. h. gegen eine erneute Erkrankung geschützt. Die Blutwerte sind gut, der Appetit ist riesig, das während der Erkrankung verlorengegangene Gewicht wird schnell wieder aufgeholt.

Besonders sensible Kinder husten noch eine Zeitlang keuchhustenartig.

Komplikationen können bei Säuglingen in den ersten drei Lebensmonaten auftreten, weil sie noch nicht richtig mit dem Hustenanfall umgehen können, auch die Gefahr einer Hirnbeteiligung ist größer. Eine Ansteckung in diesem Lebensalter sollte auf jeden Fall vermieden werden, das geschieht am besten durch sofortige Isolierung des Säuglings bei Keuchhustenverdacht in der Umgebung. Bei Kindern im Alter von drei bis sechs Monaten ist der Verlauf oft auch schwer, sie werden aber im allgemeinen schon besser mit den Hustenanfällen fertig. Komplikationen treten bei sonst gesunden Kindern, die älter als ein Jahr sind, selten auf.

Eine eventuell notwendige Behandlung muß frühzeitig beginnen, deshalb berät man sich schon bei Keuchhustenverdacht im katarrhalischen Stadium mit dem erfahrenen Mediziner. Ansteckend ist Keuchhusten vom Beginn des Hustens an etwa vier Wochen lang.

Mandelentzündung

Ein Blick in den Mund des Kindes läßt deutlich die Gaumenmandeln (Tonsilla palatina) erkennen. Die Größe der Gaumenmandeln ist altersabhängig; ihr größtes Gewicht erreichen sie beim sechs- bis zehnjährigen Kind.

Im Kleinkind- und Kindergartenalter, oft auch noch in den ersten Schuljahren muß sich ein Kind mit zahlreichen Viren und Bakterien auseinandersetzen. An dieser Auseinandersetzung sind die Gaumenmandeln als Bestandteil des lymphatischen Rachenrings maßgeblich beteiligt. Die altersabhängige Tonsillengröße erklärt sich durch das alterstypische Ausmaß der Immunreaktionen.

Die Mehrzahl der Mandelentzündungen wird durch Viren ausgelöst. Am Gaumenrand sieht man glasig-rote Stippchen, die Mandeln sind gerötet, die Zunge ist belegt. Das Kind kann nicht gut schlucken und klagt manchmal über Brechreiz. Das oft hohe Fieber zeigt, wie der Körper seine Abwehrkräfte mobilisiert.

Wirksame Mittel gegen Virusinfekte gibt es nicht. Die Erkrankung muß von selbst ausheilen.

Die Mundhöhle ist mit einer Vielzahl von Mikroorganismen besiedelt. Verändert sich die Widerstandsfähigkeit (Resistenz), so kann das zum Ausbruch einer Erkrankung durch diese Mikroorganismen führen. Bei einer bakterienbedingten eitrigen Mandelentzündung sind häufig Streptokokken beteiligt. Man sieht weiße Eiterstippchen auf flammend roten Mandeln. Das Kind fiebert, klagt nicht unbedingt über Schluckbeschwerden, häufig aber über Bauchweh.

Bei einer eitrigen Mandelentzündung können vereinzelt Erkrankungen an Herz, Niere oder den Gelenken auftreten. Eine Antibiotikabehandlung kann in Einzelfällen notwendig sein.

Halsschmerzen können auch erste Anzeichen für andere Erkrankungen wie Scharlach oder Diphtherie sein. Um die jeweilige Situation sicher beurteilen zu können und die jeweils richtige Behandlung zu finden, stellt man das Kind dem Arzt vor.

Masern

Für Masern empfänglich sind fast alle Kinder. Säuglinge, deren Mütter Masern hatten, sind bis zum 5. Lebensmonat durch die von der Mutter übertragenen Antikörper geschützt. Erkrankt ein Erwachsener, ist der Krankheitsverlauf meist schwerer.

Masern werden durch virenbeladene Tröpfchen übertragen, direkt von Mensch zu Mensch.

Neun bis vierzehn Tage nach der Ansteckung tritt zunächst Schnupfen auf, begleitet von einem lockeren Husten und etwas erhöhter Körpertemperatur. Nach drei Tagen kann man auf der Wangenschleimhaut weiße Punkte als erstes Anzeichen für Masern entdecken. Am vierten Tag steigt das Fieber nochmals an, und gleichzeitig tritt der Hautausschlag auf. Er besteht zunächst aus stecknadelkopfgroßen, blaßroten Punkten, die in den nächsten Stunden zu unregelmäßigen Flecken zusammenfließen. Der Ausschlag beginnt bei den Ohren, breitet sich dann rasch über den Rumpf bis zu den Armen und Beinen aus. Das Gesicht ist gedunsen, die Nase läuft, die Augen tränen, das Masernkind hustet schleimig, mag nicht ins helle Licht schauen und hat ein starkes Ruhebedürfnis. Nach zwei bis drei Tagen klingt der Hautausschlag wieder ab und ist noch ein bis zwei Wochen in Form gelblichbräunlicher Flecken zu sehen. Nach dem Abklingen des Ausschlags sinkt auch das Fieber, und die Patienten erholen sich normalerweise rasch. Wichtig ist, daß sie mindestens eine Woche nachdem das Fieber abgeklungen ist, zu Hause noch schonend versorgt werden.

Nach der Genesung ist der Masernpatient in der Regel immun, d. h. gegen eine erneute Erkrankung geschützt.

Eitrige Mittelohrentzündung, Lungenentzündung, Nasennebenhöhlenentzündung sind mögliche Komplikationen einer Masernerkrankung. Die selten auftretende Hirnhautentzündung (ein Fall auf eintausend bis zweitausend Erkrankungen) kündigt sich durch einen erneuten Fieberanstieg nach Abklingen des Hautausschlages und Bewußtseinstrübung an.

Ansteckend sind Masern vom 9. Tag nach der Ansteckung, das ist

111

meist der Tag, wo der Schnupfen auftritt bis etwa zum 4. Tag des Ausschlags.

Mittelohrentzündung

Das Mittelohr ist eine kleine, mit Schleimhaut ausgekleidete Höhle. Zum Gehörgang hin verschließt sie das Trommelfell. Eine Öffnung verbindet das Mittelohr mit der Ohrtrompete (Eustachische Röhre), die in den Rachenraum einmündet. Durch die Ohrtrompete wird das Mittelohr belüftet, so daß der Luftdruck auf beiden Seiten des Trommelfelles gleich hoch ist. Bei jeder Schluckbewegung gelangt Luft in die Ohrtrompete.

Bei kleinen Kindern ist die Ohrtrompete kürzer und weiter als bei älteren Kindern. Bakterien können so leichter durch die Ohrtrompete ins Mittelohr eindringen. Durch die Entzündung bilden sich Eiter und Schleim, die von innen gegen das Trommelfell drücken. Dadurch entsteht der heftig empfundene Schmerz. Es kann zu einem Eiterdurchbruch nach außen kommen. Der Körper reagiert auf den Entzündungsprozeß mit Fieber.

Eine Mittelohrentzündung bedarf der ärztlichen Behandlung.

Mumps (Ziegenpeter)

ist eine Viruserkrankung, die durch virenbeladene Tröpfchen von Mensch zu Mensch übertragen wird.

Es erkranken (anders als bei Windpocken) nicht alle, die mit dem Virus Kontakt hatten. Ein Teil der Kinder macht Mumps durch, ohne sichtbar zu erkranken (stille Feiung).

Die Krankheit kommt zwei bis drei Wochen nach der Ansteckung zum Ausbruch; dabei beobachtet man verschiedene Formen: Das eine Kind zeigt die typischen «Hamsterbacken», die durch die Schwellung der Ohrspeicheldrüse hervorgerufen werden (einseitig oder beidseitig). Es fiebert dabei hoch und fühlt sich etwa eine Woche lang recht krank. Ein anderes Kind erbricht und hat krampfartige Bauchschmerzen, weil die Bauchspeicheldrüse befallen ist.

Zu den möglichen Komplikationen gehört eine Mitbeteiligung der Hirnhäute, das Kind hat starke, anhaltende Kopfschmerzen und will sich im Bett nicht hinsetzen. Dieser Verlauf ist im Kindesalter meist ohne Folgen.

Die Hoden können erst nach der Pubertät in Mitleidenschaft gezogen werden. Eine Hodenentzündung ist sehr schmerzhaft und kann die Zeugungsfähigkeit beeinträchtigen. Selten folgt dem Mumps Gehörlosigkeit (ein Fall auf 15 000 Erkrankungen), noch seltener eine echte Hirnhautentzündung.

Komplikationen können noch zwei Wochen nach dem Ausbruch der Krankheit auftreten, ebensolange besteht die Möglichkeit, sich anzustecken.

Mundfäule

An Mundfäule erkranken gehäuft Kinder im Alter von ein bis vier Jahren. Sie wird ausgelöst durch einen Herpesvirus.

Die Schleimhäute sind gerötet und geschwollen, sie zeigen linsengroße rundliche Erosionen (Aphthen), die sehr schmerzhaft sind. Die Kinder haben einen üblen Mundgeruch und Schmerzen beim Essen und Trinken. Sie verweigern oft jede Nahrung und bedürfen daher ärztlicher Betreuung.

Die Krankheit dauert etwa eine Woche und ist ansteckend.

Pfeiffer'sches Drüsenfieber

trat früher meist bei älteren Kindern und Jugendlichen auf, heute erkranken zunehmend auch Kinder im Schul- und Vorschulalter.

Etwa sieben Tage nachdem es sich angesteckt hat, erkrankt das Kind mit hohem Fieber. Die Mandeln sind weiß belegt, die Lymphknoten am Hals dick geschwollen. Oft schwellen auch Lymphknoten in anderen Körperregionen an. Auch Milz- und Leberschwellungen kommen vor. Im Blut findet man die «Pfeifferzellen», eine bestimmte Form weißer Blutkörperchen. Ein Hautausschlag tritt nur selten auf.

Das Kind wirkt schwer krank, gesundet aber normalerweise komplikationslos. Der Krankheitsverlauf erstreckt sich über einige Tage bis zu einigen Wochen.

Röteln

sind im Kindesalter eine harmlose Krankheit. Sie werden durch virenbeladene Tröpfchen übertragen, direkt von Mensch zu Mensch.

Ein bis drei Wochen nach der Ansteckung tritt ein rötlicher Hautausschlag auf. Er beginnt im Gesicht und verbreitet sich dann über

den ganzen Körper. Charakteristisch sind die geschwollenen Lymph-
drüsen im Hals-Nacken-Hinterkopfbereich. Mit dem Auftreten des
Ausschlags steigt gelegentlich die Körpertemperatur an, sinkt aber
nach zwei bis drei Tagen wieder ab, wobei auch die übrigen Krankheitssymptome verschwinden.

Bei den Röteln gibt es die Möglichkeit der «stillen Feiung», d. h. die
Erkrankung wird durchgemacht, ohne daß der Betroffene sichtbar
erkrankt. Die Antikörper, die sich auch dabei bilden, sind durch eine
Blutuntersuchung nachweisbar. Etwa zwanzig Prozent der Bevölke-
rung sind noch im Erwachsenenalter empfänglich für Röteln. Erkrankt eine Frau in den ersten vier Monaten der Schwangerschaft an
Röteln, kann das Kind Mißbildungen davontragen, es kann auch zu
einer Fehl- oder Totgeburt kommen.

Scharlach

tritt schon zwei bis vier Tage nach der Ansteckung auf.

Das erkrankte Kind fiebert hoch, hat Schluckbeschwerden, bricht
oder hat Schüttelfrost. Die Zunge ist dick weißlich-grau belegt, der
hintere Gaumen und die Mandeln sind flammend rot. Die Wangen
sind dunkelrot, der Bereich um den Mund bleibt blaß. So zeigt sich im
klassischen Fall das «Scharlach-Dreieck». Das Gesicht ist scharf ge-
zeichnet.

Der Hautausschlag tritt am 1. bis 3. Tag der Erkrankung auf. Er
wird gebildet von zahllosen kleinen Punkten, die zunächst am Hals
auftreten, sich dann über den Rumpf verteilen, sich aber auch nur um
die Leistenbeugen herum finden können, am Unterbauch und an den
Oberschenkeln. Nach zwei bis drei Tagen schält sich die Zunge, der
Belag verschwindet und sie wird zur hochroten «Himbeerzunge».
Nach weiteren zwei bis drei Tagen geht das Fieber zurück, und der
Ausschlag verblaßt. Zum Schluß schält sich nach ca. zwei Wochen die
Haut in großen Stücken ab.

Der Krankheitsverlauf ist heute fast immer leicht. Bei einem Rachenabstrich findet man eine bestimmte Streptokokkenart. Die früher als Folge gefürchteten Herz-, Nieren- und Gelenkerkrankungen
sind ganz selten geworden.

Das Geschehen auf der Haut zeigt jedoch, wie stark Scharlach
einen Abbauprozeß fördert, der bis ins Organische gehen kann. Deshalb sollten Kinder drei Wochen nach einer Scharlacherkrankung
noch geschont werden.

Meldepflichtig ist Scharlach nur noch, wenn ganze Gruppen von

Kindern erkranken. Allerdings besteht Isolierpflicht für alle Erkrankten: Sie dürfen erst drei Wochen nach Krankheitsbeginn aus der Isolierung heraus, ohne daß ein erneuter Rachenabstrich zur Kontrolle erfolgt. Die nicht erkrankten Kinder einer Familie bleiben eine Woche zu Hause und dürfen dann wieder in den Kindergarten oder in die Schule.

Wird der Scharlach mit Penicillin behandelt, verkürzt sich die Isolierzeit auf eine Woche. Ein gründliches Bad steht am Ende der Isolierzeit.

Scharlach hinterläßt keine lebenslange Immunität. Zu einer Wiederholung kommt es häufiger, wenn die Erkrankung antibiotisch behandelt wurde.

Soor

wird durch den Pilz candida albicans hervorgerufen. Kinder, zunehmend auch Säuglinge erkranken häufiger als Erwachsene. Soor beginnt im Mund. Auf der Wangenschleimhaut und an der Zunge sieht man weiße, fleckige Beläge, die dem Kind keine Schmerzen bereiten.

Der Pilz kann vom Mund aus durch den Darmtrakt zum After wandern und sich bei geschwächten Kindern dort im feucht-warmen Milieu des Windelbereiches gut entwickeln.

Ärztliche Beratung ist erforderlich.

Windpocken

sind eine weit verbreitete Kinderkrankheit. Der Virus wird durch die Luft übertragen, auch über einige Entfernung hinweg. Auch Säuglinge können erkranken, denn die Mutter kann keine Antikörper übertragen. Die Erkrankung ist harmlos.

Windpocken erkennt man leicht an dem deutlichen Hautausschlag, der zwei bis drei Wochen nach der Ansteckung auftritt. Zunächst erscheinen an verschiedenen Stellen des Körpers einige stecknadelkopf- bis linsengroße blaßrote Flecken. Aus ihrer Mitte schießt ein wasserklares Bläschen auf, das nach einigen Stunden aufbricht oder trocken verkrustet. Dieser Ausschlag erscheint vier bis fünf Tage lang in Schüben. Man sieht nach wenigen Tagen Windpocken in verschiedenen Entwicklungsstadien nebeneinander. Auch der behaarte Kopf, der Mund und der Genitalbereich werden befallen. Fiebert das Kind während dieser Zeit, so gehört es ins Bett, sonst nicht.

Starker Juckreiz kann zu Kratzen und nachfolgend zu Narben führen. Den Juckreiz kann man mit Puder behandeln. Hilfreich ist ein abendliches Bad mit Kamillentee-Zusatz. Auf jeden Fall sollten die Fingernägel kurz geschnitten und noch häufiger als sonst gereinigt werden. Kranke Babies sollten Sie möglichst selten in Windeln wickeln. Ansteckend sind die Windpocken ein bis zwei Tage vor dem Auftreten und noch etwa eine Woche nach dem Abklingen des Ausschlags.

Kapitel 7
Wie halte ich mein Kind im Bett?

Es ist wohl eine der schwierigsten Aufgaben, ein krankes Kind im Bett zu halten. Nicht unbedingt in der Zeit, wo es matt darnieder liegt und große Teile des Tages verschläft oder vor sich hindöst, sondern dann, wenn es wieder zu Kräften kommt, die Kraftreserven der Eltern aber schon angegriffen sind. Dabei den Haushalt und die restlichen Familienmitglieder nicht allzusehr zu vernachlässigen, habe ich häufig als eine Gratwanderung empfunden.

Jede Familie hat ihre erprobten Ideen, wie das Bett zu einem beliebten Aufenthaltsort für ein krankes Kind wird. Ich will hier nur einige unserer «Rezepte» beisteuern.

Einmal hatten meine Kinder Scharlach, und ich selbst lag mit einer Entzündung zu Bett. So wurde unser Schlafzimmer zum Wohn-, Eß-, und Spielzimmer erklärt und sah immer dementsprechend aus. Unser Jüngster war erst wenige Monate alt, die drei anderen im Kindergartenalter. Vom Ehebett zum stabilsten Kinderbett spannte sich Johannes' Hängematte. Darin war er recht zufrieden, und für mich war es einfacher, ihn zu schaukeln als ihn zu wiegen (unsere Holzwiege ist sehr massiv gebaut). Mareike, Esther und Frauke lagen entweder bei mir im Bett oder rückten mit ihren Kinderbetten möglichst nah heran.

Nachdem die Zeit des hohen Fiebers hinter uns lag, wurde den Kindern der Tag bald lang. In der dritten und vierten Woche der Erkrankung mußte ich mir etwas einfallen lassen, um sie im Bett zufriedenzustellen. Ich entdeckte meinen Bastelkorb mit pflanzengefärbter, unversponnener Schafwolle – und hatte damit für die gesamte Zeit der Rekonvaleszenz ausgesorgt. Die Kinder zupften und formten nach Kräften aus der «Märchenwolle» Vogelnester, ich machte die Vogelmutter dafür. Die bekam natürlich viele Vogelkinder, denn wir sind schließlich eine große Familie. Dann brauchten wir noch jemand, der die Vögel füttert – also entstand ein Püppchen. Das war traurig, weil es so allein war – also bekam es einen Bruder. Und so ging es weiter. Wir erzählten Geschichten zu den Figuren und alles, was gebraucht wurde, war schnell und einfach aus der Wolle zu schaffen. Zum Schluß, als wir nach langen Wochen alle wieder wohl-

117

auf waren, entstand noch eine «Scharlach-Fee», die bekam unser Kinderarzt, der uns durch diese Zeit mit Rat und Tat begleitet hatte.

Unseren Kindern ist diese Zeit als die «schönste Krankheit» in Erinnerung geblieben, und ich bin seitdem sehr sparsam mit dem, was ein krankes Kind ins Bett bekommt.

Beliebt ist der gestrickte «Krankenbesuchs-Zwerg», der über Stunden damit beschäftigt ist, die Berge und Hügel der Bettdecke zu erklimmen oder sich mit seinen Edelsteinen in der dunklen Kopfkissenhöhle zu verstecken. Einen solchen Zwerg für besondere Gelegenheiten kann man leicht selbermachen. Anleitungen findet man im Heft 9 der Arbeitsmaterialien aus dem Waldorfkindergarten (Verlag Freies Geistesleben, Stuttgart). Da sich das Puppenkind ganz sicher bei seiner Mama ansteckt, tut man gut daran, ein Wickeltuch in entsprechenden Maßen bereitzuhalten.

Ältere Kinder spielen gerne Schattentheater – entweder mit den eigenen Händen oder mit einfachen, ausgeschnittenen Figuren. Anleitungen gibt das Werkbuch 1 für Kinder, Eltern und Erzieher «Wir spielen Schattentheater» (Verlag Freies Geistesleben Stuttgart).

Vielleicht bleibt ja während der Bett-betreuung die Zeit (und Lust) ein einfaches, bewegliches Bilderbuch zu machen. Bei den Kindern sind sie sehr beliebt. Die Kinder können bei der Herstellung helfen und spielen damit über lange Zeit. Anleitung gibt: «Bilderbücher mit beweglichen Figuren», Werkbuch 3 für Kinder, Eltern und Erzieher, von Brunhild Müller (Verlag Freies Geistesleben, Stuttgart).

Die Hände sind als «Unterhaltungsmaterial» im Bett natürlich besonders geeignet. Die beiden Daumen werden z. B. blitzschnell zu herrlichen Heinzelmännchen und Zwergen und schon geht's los:

Himpelchen und Pimpelchen
die gingen auf einen Berg,
Himpelchen war ein Heinzelmann
und Pimpelchen war ein Zwerg.
Sie blieben lange da oben sitzen
und wackelten mit ihren Zipfelmützen.
Doch nach fünfundsiebzig Wochen
sind sie in den Berg gekrochen.
Schlafen dort in guter Ruh.
Sei mal still und horch gut zu!
ch ch ch ch ch ch ch ch

(entnommen aus: «Fingerspiele und andere Kinkerlitzchen» von Raimund Pousset, rororo Elternrat)

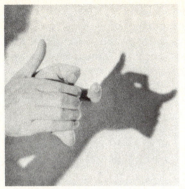 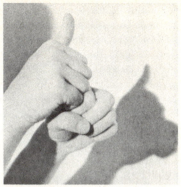

Schattenfiguren aus: Fingerspiele und andere Kinkerlitzchen (Foto Jürgen Junker-Rösch)

Vielleicht fertigt man einige gestrickte oder genähte Fingerpüppchen an, dann ist das Bett im Handumdrehen eine Theaterlandschaft. Anregungen gibt: «Das Fingertheater» von Alfred Baur/Erwin Schaller (Novalis-Verlag).

Ein besonders beliebtes Buch mit nicht zu spannenden, aufregenden oder gruseligen Geschichten sollte zum Vorlesen bereitliegen. Ältere Kinder, die sonst schon längst alles selber lesen, genießen das Zuhören sichtlich. Kleineren Kindern sollte man besser kleine Geschichten frei erzählen. Anregungen kann man sich z. B. holen aus:

«Kleine Märchen und Geschichten» Heft 5 der Reihe Arbeitsmaterial aus den Waldorfkindergärten (Verlag Freies Geistesleben, Stuttgart).

Auch dann, wenn sich das Bett verwandelt, fällt es leichter, sich darin wohlzufühlen: Zwei rosarote Bettlaken, über ein Rundholz gehängt, zaubern ein Himmelbett und tauchen es in ein wunderschönes Licht (wer einmal im Krankheitsfall gezwungen war, lange Zeit in grelles Tageslicht zu sehen, weiß um den Unterschied!).

Ein blaues Tuch erklärt das Bett zur Insel, die man zu Fuß nicht verlassen kann. Man muß geduldig auf ein Boot warten, das die Verpflegung bringt. Wer einmal erlebt hat, wie Kinder entsetzt losschreien, wenn sie gerade «Dampferfahrt» mit umgedrehten Kisten spielen und man als Mutter ahnungslos mit einem Berg Wäsche auf dem Arm den Raum betritt und nun im Ozean versinken muß, der weiß, wie mühelos sich das Zimmer ringsum in der Phantasie des Kindes mit Wasser füllt.

Auch ein schön geformter Zweig in Sichtweite, an dem jeden Tag eine Kleinigkeit angehängt wird (z. B. eine ausgeschnittene Wolke, ein Tannenzapfenvöglein, ein Knetwachszwerg) kann das Immer-noch-im-Bett-bleiben-müssen erleichtern.

Und nicht zuletzt hilft auch konsequentes Verhalten der Eltern. Gibt es feste Regeln, die den Rahmen der Behandlung abstecken (z. B. Bettruhe ab 37° C), so entscheidet nicht der jeweilige Familienzustand (gestreßt oder nicht gestreßt, mit einem Berg unerledigter Arbeit oder gerade nach dem großen Hausputz) oder das jeweilige Wetter (beim ersten Frühlingssonnenschein ins Bett zu müssen, fällt schwerer als an einem regnerisch-trüben Novembertag) über diesen Punkt. Das Kind merkt bald (wenn man wirklich konsequent ist), daß alles Quengeln und Quaken keine Änderung mit sich bringt und gewöhnt es sich ab.

Im Schulalter empfinden die meisten Kinder die Bettruhe als eine durchaus auch angenehme Sache.

Die größte Energie muß man wohl bei den Drei- bis Vierjährigen aufwenden. Hier fährt man wohl am besten, wenn man ohne viele Worte wenige Grenzen setzt, die aber konsequent einhält. Zum Lohn bekommt man später ein im Krankheitsfalle «pflegeleichtes» Kind.

Das Krankenbett sollte im übrigen nicht am Ende der Welt stehen, sondern in einem Raum, von wo man die übrigen Familienmitglieder immer mal wieder sieht und schon dadurch zufriedener ist. Kassettenrekorder und Fernseher zur Betreuung kranker Kinder einzusetzen, halte ich für überflüssig.

Kapitel 8
So bleibt mein Kind gesund

Was können wir tun, damit unsere Kinder gar nicht erst krank werden? Auch für die Gesundheitsvorsorge (Prophylaxe) gilt: Es geht weniger um einzelne Maßnahmen als um Anregungen für eine kindgemäße, der Gesundheit förderliche Gestaltung der Umgebung. Eine qualitativ gute, ausgewogene Ernährung wird die Grundlage für eine gesunde Aufbautätigkeit des Körpers legen. Eine naturgemäße Bekleidung wird den Wärmehaushalt des Kindes unterstützen. Alle Eindrücke aus der Umgebung prägen die kindliche Konstitution, wirken bis in seinen Organaufbau hinein.

Das kleine Kind kann diese Eindrücke noch nicht abfangen und bewußtseinsmäßig verarbeiten. So muß es noch stärker mit dem Körper reagieren, sie gehen ihm «unter die Haut», «laufen ihm über die Leber», «schlagen ihm auf den Magen», lassen «sein Blut in den Adern stocken», es «bis ins Mark getroffen sein».

Das, was um das Kind herum geschieht, die Atmosphäre, die Seelenhaltung des Betreuers, sie prägen es organisch. So wirkt sich z. B. ein Temperamentsausbruch bis in die Windungen des Gehirns, bis in die feine Tätigkeit der Drüsen auf die Leber und auf die Kreislauftätigkeit aus. So vollführt der Kehlkopf im kleinen dieselben Bewegungen, die der Körper im großen ausführt, und man kann mit Geschicklichkeitsübungen Sprachstörungen behandeln, aber auch eine gute Sprache fördern, indem man das Kind «geschickt» werden läßt.

Unser Körper ist kein statisches Gebilde. Atmung und Blutkreislauf, Stoffwechsel, Ernährung und Ausscheidungen bewirken unentwegt Aufbau und Abbau. Mit der Geburt beginnt das Kind ein Leben zwischen diesen Prozessen. Es wird lernen müssen, ein dynamisches Gleichgewicht zwischen ihnen zu halten. So beginnt mit dem ersten Atemzug einerseits ein körperlicher Kraftzuwachs, andererseits führt die Lungenatmung zu einem starken Abbau der roten Blutkörperchen. Die Leber muß die Zerfallsprodukte verarbeiten; schafft sie das nicht problemlos, kommt es zur Neugeborenen-Gelbsucht.

Und diese Auf- und Abbauprozesse setzen sich das ganze Leben hindurch fort. Wir können uns das an einigen Zahlenbeispielen verdeutlichen.

Jede Sekunde gehen etwa zehn Millionen Zellen zugrunde, werden ebenso viele wieder aufgebaut. Die gesamte Dünndarmschleimhaut erneuert sich in zwei Tagen. In 24 Stunden wird ein Viertel des Körperfetts durch die Leber abgebaut (und manch einer wünscht sich, es würde nicht wieder aufgebaut). In 280 Tagen sind die Stoffe eines Zahns ausgetauscht. Bei jedem Sehvorgang wird Sehpurpur abgebaut, jeden Tag gehen 50000 Gehirnzellen unwiederbringlich zugrunde, solange wir mit wachem Bewußtsein der Welt gegenüberstehen.

Diese Abbauprozesse werden in den Schlafphasen ausgeglichen. Herz, Nieren, Magen, Leber arbeiten auch während wir schlafen. Das Nerven-Sinnessystem dagegen braucht den Schlaf. Schlaf ist eine aktive Regenerationsleistung, nicht ein «Abschalten», ein «Sich-gehen-Lassen». So braucht ein Fünfjähriger in der Regel noch zwölf Stunden Schlaf, damit er die Abbauprozesse des Tages ausgleichen kann.

Ausreichender Schlaf ist ein kostenloses Hausmittel. Ein von mir sehr geschätzter Mediziner nannte einmal das Bett das kleinste Sanatorium der Welt.

In einer Zeit, wo die Geräusche unserer natürlichen Umwelt überdeckt werden durch die Geräusche der technisierten Welt, ist es wohl besonders wichtig, den Gehörsinn der Kinder an schönen Tönen sich ausbilden zu lassen. Ein feines Glöckchen am Kinderbett hinterläßt ein anderes Hörerlebnis als das Rasseln eines Spielzeugs, das über den Kinderwagen an einer Gummischnur gespannt ist. Später fördert das Erlernen eines Instrumentes, besonders eines Saiteninstrumentes, die Ausbildung des Gehörs.

Wir wissen heute, daß man sich nur scheinbar an Lärm gewöhnen kann; auch Geräusche, die man nicht mehr bewußt wahrnimmt, weil man sich an sie «gewöhnt» hat, hinterlassen ihre Wirkungen im Körper. Viele Lärmquellen sind heute unvermeidbar. Wer wohnt schon in einer Umgebung, wo das Rauschen des Waldes und das Zwitschern der Vögel zum Alltag gehören? Deshalb sollten wir uns selbst darum bemühen, etwas für unsere Kinder (und für uns) zu tun. Das passiert sicher nicht dadurch, daß wir sie in einer lärmenden Umwelt abstumpfen, sie frühzeitig vor den Plattenspieler setzen, ihnen Kassettenrekorder zur Verfügung stellen und womöglich das Radio mit verschiedensten Musikrhythmen den Hintergrund beim Spielen, Schularbeiten-Machen und bei den Mahlzeiten abgibt.

Ihre Konstitution wird viel eher dadurch gestärkt, daß den Kindern «Inseln der Ruhe» zur Verfügung stehen, die es ihnen täglich ermöglichen, sich auf *eine* Sache eine Zeitlang zu konzentrieren – ohne Störfaktoren, ohne Geräuschkulisse.

Wir sollten uns auch die Dinge, die das Kind *sieht*, daraufhin anschauen, welche Qualitäten sie vermitteln. Wir alle reagieren z. B. auf Farben mit Sympathie oder Antipathie, so daß wir uns sorgfältig überlegen sollten, welche Farben etwa die Vorhänge und die Wände im Kinderzimmer haben werden.

In dem alten Streit um die Wirkung von Fernsehbildern haben wir uns für eine strikte Haltung gegen das Fernsehen für Kinder bis zum 12. Geburtstag (und auch danach nur in «homöopatischer» Dosierung) entschieden. Meiner Meinung nach vermitteln auch die sogenannten Kindersendungen völlig chaotische Bilder und fördern keineswegs die Entwicklung kindlicher Phantasie. Darüber hinaus entsteht beim Fern-Sehen für das Kind ein Ungleichgewicht zwischen Sehen und Erleben. Die innere, schöpferische Bilderwelt verarmt. Unser «Hausmittel», das sich bestens bewährt hat: Das Gerät wird in den Bereich der Erwachsenen verbannt und dort kindersicher aufbewahrt (genauso wie Medikamente, Kaffee, Tabak, Tee).

Da ist es doch ein ganz anderes Erleben, wenn ich z. B. mit dem Kind eine Blumenzwiebel pflanze und wir verfolgen können, wie sie langsam eine grüne Spitze aus der Erde schiebt, nach vielen Tagen eine Blüte hervorbringt – die sich öffnet, dem Licht zuwendet und verblüht.

Durch Märchen, später durch Fabeln, Legenden und Sagen und auch durch selbst erfundene Geschichten eröffnen sich unmittelbar zugängliche Bilder. Diese Bilder leben in den Kindern, beginnen zu sprechen: Märchen wollen erzählt werden!

Genauso können wir uns fragen: Welche Qualitäten vermittelt das Spielzeug? Läßt das Puppengesicht zu, daß das Kind sich die Puppe traurig oder fröhlich vorstellt? Sind die Spielsachen so einfach, so unfertig, daß das Kind aufgerufen ist, selber aktiv zu werden, alle seine Sinne zu gebrauchen, zu stärken, wenn es damit spielt? Eine Holzkiste *ist* z. B. Puppenstube, Auto, Schiff oder Bettchen für das Kind, ein Ast kann sich verwandeln in einen Rührlöffel, eine furchterregende Schlange, eine Brücke oder eine Trompete. Auch ist es schön, wenn die Kinder ihr Spielzeug reparieren können (mit Hilfe der Eltern).

Auch das ist für mich Vorsorge für die Gesundheit meiner Kinder.

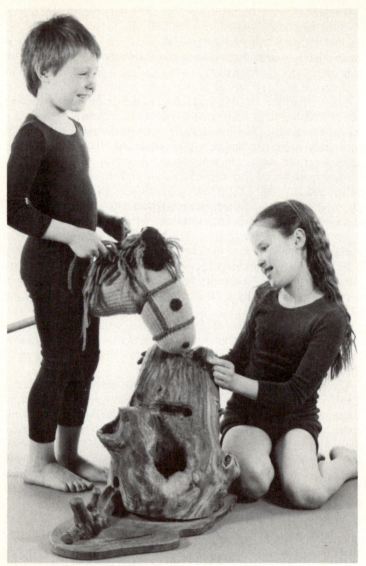

«Einfaches» Spielzeug wird lebendig

Impfen: ja oder nein?

Die öffentlichen Empfehlungen für einzelne Impfungen wechselten im Laufe der letzten Jahre stark, abhängig von der ärztlichen Beurteilung der Schwere der Erkrankung, der Dauer des Impfschutzes und einer möglichen Impfkomplikation.

Welche Impfungen sie für ihr Kind möchten, sollten die Eltern mit dem betreuenden Arzt individuell besprechen und sich dabei über möglichst viele Gesichtspunkte, die für oder gegen die Impfung sprechen, informieren. Die Impfung schützt das Kind vor bestimmten Erkrankungen, stärkt es jedoch nicht in seiner Gesundheit.

Angeboten werden folgende Impfungen: Tuberkulose, Diphtherie, Tetanus (Wundstarrkrampf), Polio (Kinderlähmung), Hepatitis B, Zecken-Enzephalitis (Hirnhautentzündung), Hib (Haemophilus influenzae Typ-b-Bakterien).

Für den Bereich der Kinderkrankheiten: Keuchhusten, Masern, Mumps, Röteln.

Einige dieser Impfungen werden nur empfohlen, wenn eine erhöhte Ansteckungsgefahr besteht, so z. B. bei Tuberkulosefällen in der Familie, Hepatitis B, Zecken-Enzephalitis und Keuchhusten.

Impfpflicht besteht in Deutschland nicht.

Naturgemäße Bekleidung

Im Zeitalter zentralbeheizter Wohnungen mit ihrer gleichmäßigen Wärme hat ein Kind wenig Möglichkeiten, seinen Wärmeorganismus zu trainieren. Da können sich diejenigen freuen, die in «altmodischen» Wohnungen mit Kohleöfen oder Ölöfen nur einzelne Zimmer beheizen können. Der Flur dazwischen hat immer eine niedrigere Temperatur, und so ermöglicht man dem Kind ein ganz natürliches Reagieren auf einen Temperaturwechsel – mehrmals jeden Tag.

Natürlich gehören Kinder auch jeden Tag nach draußen – der Witterung entsprechend angezogen.

Die Wärmeregulation des Kindes ist noch störanfällig. Seine Empfindung für Wärme und Kälte ist noch nicht ausgeprägt; so kann ein Kind schon blaue Lippen haben und doch aus dem Schwimmbecken heraus bibbernd versichern, daß ihm gar nicht kalt ist. Deshalb übernehmen die Erwachsenen in diesem Alter die Verantwortung dafür, daß die Kinder ausreichend vor Kälte und Hitze geschützt werden.

Alle Stoffwechselorgane brauchen die Wärme, um richtig arbeiten zu können. Einem Kind, das von seiner Innenwärme immer einen großen Teil dazu verwenden muß, sich den Witterungseinflüssen entgegenzustellen, fehlt der Wärmeschutz zum Aufbau seiner inneren Organe. Es muß enorm viel Kraft aufwenden, um die für die Verdauung notwendige Wärme zu erzeugen. Besonders empfindlich sind auch die Nieren, die Blase und die weiblichen Geschlechtsorgane. Ein dünner Baumwollschlüpfer und nackte Knie schwächen diese Region besonders.

Ein nicht genügend geschütztes Kind kann nur ungenügend elastische, sensible Reaktionsweisen auf Wärme- und Kältereize ausbilden, sein Wärmeorganismus wird frühzeitig überfordert und damit längerfristig geschwächt.

Wichtig ist deshalb die angemessene Kleidung. Sie muß warm halten, ohne daß es zu einem Wärmestau kommt. Sie muß Feuchtigkeit abhalten, Schweiß aber aufnehmen und auch nach außen abgeben; er muß verdunsten können, ohne daß dabei Verdunstungskälte spürbar wird. Die Kleidung muß das Verhältnis zwischen Körpertemperatur und Außentemperatur unter verschiedensten Bedingungen regulieren können. Die Hautatmung darf nicht beeinträchtigt werden.

Welche Faser eignet sich für eine Kleidung, die so hohen Anforderungen genügt?

Ideal ist *ungebleichte, naturbelassene Schafwolle*. Sie schützt in einzigartiger Weise vor Hitze und Kälte gleichzeitig und ist im Winter und im Sommer angenehm zu tragen. (Übrigens schützen sich auch die Beduinen mit solcher Kleidung vor den extremen Temperaturschwankungen in der Wüste). Man braucht nur wenige Kleidungsstücke, die man nach dem «Zwiebelschalen-Prinzip» kombiniert. Die erhöhten Anschaffungskosten der einzelnen Teile werden so wieder aufgehoben. Bei uns gibt es inzwischen auch so feine, weiche Wollqualitäten, daß kein Gedanke an kratzende Kleidung mehr aufkommen muß – sogar die feine Haut des Säuglings verträgt sie gut!

Besonders die schafwollene Unterwäsche sollte naturbelassen (ungebleicht, ungefärbt) sein, damit sie ihre positiven Eigenschaften an den Körper heranbringen kann. Der Wollfaden ist stark gekräuselt; das verhindert, daß sich die Fasern glatt nebeneinanderlegen. Luft wird eingeschlossen und, da ruhende Luft isoliert, zum «Polster» zwischen Körper und Außentemperatur. Die einzelnen Wollfasern wollen Abstand voneinander halten. Dieses natürliche Spreizvermögen nimmt bei erhöhter Luftfeuchtigkeit (auch beim Schwitzen) zu. Alle anderen Fasern machen dagegen bei Feuchtigkeit «schlapp».

Flüssiges Wasser (z. B. einen Regentropfen) wehrt die Wolle von ihrer Oberfläche ab, Wasserdampf (auch Schweiß) nimmt sie auf und bindet ihn chemisch. Wolle ist eine Eiweißfaser. Sie kann saure, aber auch alkalische Substanzen (z. B. Hautsekrete) in unlösliche Substanzen umwandeln und funktioniert so auch als «Entgifter». 30 Prozent ihres Eigengewichtes kann die Wolle an Feuchtigkeit aufnehmen, ohne sich feucht anzufühlen. Gerade dann, wenn man so richtig ins Schwitzen kommt ist diese Eigenschaft gesundheitsfördernd. Überschüssige Feuchtigkeit kann abdampfen, ohne daß dabei Verdunstungskälte entsteht. Auf der Haut bleibt kein Feuchtigkeitsfilm zurück, der sonst eine gute Grundlage für das Wachstum von Pilzen und Bakterien legt.

Wolle verstärkt die Hautdurchblutung, die Poren öffnen sich, und die Verdunstung über die Haut nimmt zu. Der gesamte Stoffwechsel wird angeregt. Durch den Hautreiz wird die Schutzstoffbildung angeregt (esophylaktische Tätigkeit).

Naturbelassene Schafwolle ist *das* Hausmittel für eine gut durchblutete, atmungsaktive Haut und für einen flexibel reagierenden Wärmeorganismus.

Ein Schaffell im Bett, ein schafwollener Schlafanzug, ein schafwollener Schlafsack, darüber eine schafwollene Decke – da erübrigt sich das «Schäfchenzählen» zur Nacht.

Bei uns haben sich besonders die schafwollenen Schlafsäcke bewährt. Die Kinder waren darin auch warm verpackt, wenn sie sich in der Nacht aufdeckten. Besonders in der Säuglingszeit wärmt ein solches «Wollbett» – kalte Hände und Füße sind da kein Problem. Schafwollene Windelhosen mit Mullwindeln und Bourette-Seiden-Windeleinlagen sind eine gesunde Alternative zur Fix-und-Fertig-Wegwerfwindel.

Eine sehr angenehm zu tragende preiswerte Wollunterwäsche für alle Altersstufen, auch für Erwachsene, bekommt man bei der Wollwäschewerkstatt Lehenhof. Diese Werkstatt gehört zu einer Camphill-Dorfgemeinschaft, in der seelisch pflegebedürftige Menschen mit gesunden zusammenleben und -arbeiten (Adresse s. Anhang).

Nichts sorgt so gut für warme Füße wie ein schafwollener Strumpf. Da sind auch die nassen Füße (z. B. nach einem überraschenden Gewitterregen) noch warm. Die Luft zirkuliert, denn durch die Faserhärchen ist stets für Abstand zwischen Fuß und Strumpf gesorgt. Der Fuß bekommt eine «Mikromassage» und wird so gut durchblutet. Feuchtigkeit und Fußgeruch haben keine Chance! Schafwollstrümpfe sind *das* Hausmittel gegen Schweißfüße und auch gegen kalte Füße. Und wer unter kalten Füßen leidet, weiß, welche Auswirkungen das auf das Gesamtbefinden hat.

127

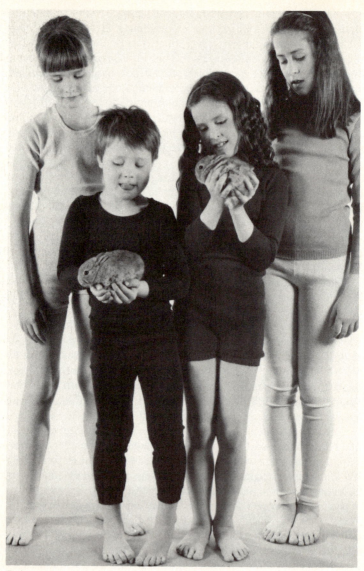
Esther erbt das schafwollene Hemd von Mareike, Johannes von Frauke

Wolle braucht nur selten, dann allerdings von Hand, gewaschen zu werden (Keime und Bakterien finden auf der Keratinschicht schlechte Lebensbedingungen vor): lauwarmes Wasser, ein spezielles Wollwaschmittel (wir bevorzugen Amytis), wenig Rubbeln und keine Temperaturschwankungen bei dem Spülwasser verhelfen den Wollsachen zu einem langen Leben. Esther erbt das Hemd von Mareike; wenn sie herausgewachsen ist, bekommt es Frauke, und wenn auch bei ihr nach einiger Zeit die Arme länger sind als die Ärmel, trägt es Johannes weiter...

Für die tägliche Pflege der Wollsachen genügt ein gründliches Lüften.

Für besonders hautempfindliche Menschen und solche mit einer echten Wollallergie kann man mit *Naturseide* ähnlich gute Wirkungen erzielen. Auch Fasermischungen von Wolle und Seide haben sich hier bewährt. *Bourette-Seide* wird aus den kurzfasrigen Seidenabfällen hergestellt und hat eine flockig-rauhe, frottee-ähnliche Struktur.

Seide ist wie Wolle eine Eiweißfaser. Sie wärmt, wenn es draußen kühl ist, und kühlt, wenn es warm ist. Seide ist sehr haltbar, Seidenstrümpfe sind strapazierfähig und reißfest. Seide kann ebenfalls den Schweiß aufnehmen. Eine Mütze aus Seide sollte als Sonnenschutz nicht nur für das Säuglingsalter eine Selbstverständlichkeit sein. Auch Vaters Glatze verlangt nach einem hochwertigen Haarersatz.

Seide wird wie Wolle selten gewaschen, aber häufig gelüftet. Wenn eine Wäsche erforderlich wird, dann muß man auch hier Handarbeit leisten. Wasser bis maximal 30 Grad Celsius und ein spezielles Waschmittel verhindern, daß die Seide durch die Wäsche leidet.

Leinen wird aus den Stengelfasern des Flachs gewonnen. Leinen hat eine besonders glatte Faseroberfläche, nimmt den Schmutz deshalb nur schwer an und fusselt nicht. Leinen kann gekocht und gebügelt werden. Eine schöne Sommerfaser.

Ramie wird aus den Bastfasern des tropischen Brennesselgewächses gewonnen und trägt sich sehr angenehm, wenn es draußen warm ist.

Die bekannteste und wohl am häufigsten verwendete Faser für die Herstellung von Unterwäsche und Oberbekleidung ist die *Baumwolle*. Sie läßt sich gut pflegen. Für Kinder ist sie jedoch nur als Oberbekleidung zu empfehlen. Direkt auf der Haut getragen, gibt sie keine gute Grundlage für eine gesunde Entwicklung. Baumwolle kann den Schweiß gut aufsaugen, ihn aber nicht binden, ebensowenig die mit dem Schweiß ausgeschiedenen Substanzen. Es bildet sich beim Schwitzen eine feuchtwarme Kammer auf der Haut, die eine gute Lebensgrundlage für Pilze und Bakterien abgibt.

Ein durchgeschwitztes oder naßgeregnetes T-Shirt bleibt wie ein feuchtkalter Umschlag auf der Haut liegen. Die entstehende Verdunstungskälte bewirkt Zirkulationsstörungen und kann eine Sommererkältung nach sich ziehen. Baumwolle hält nicht genügend warm, sie leitet die Wärme schnell weiter. Ein Säugling gibt viel von seiner Körperwärme ab, wenn er nur in Baumwolle gehüllt ist.

Keime und Bakterien siedeln gerne auf der Kohlehydratfaser Baumwolle (Stockflecken); deshalb muß sie (auch heute, wo mit der energiesparenden 60-Grad-Wäsche geworben wird) gekocht und gebügelt werden, und zwar häufig!

Problematisch ist auch die Gewinnung der Baumwolle. Die großen Anbauflächen machen den Einsatz von Schädlingsbekämpfungsmitteln erforderlich. Das maschinelle Pflücken wird erst durch den Einsatz von (hochgiftigen) Entlaubungsmitteln möglich. Wie weit bleiben diese Stoffe bei der Verarbeitung in der Baumwolle erhalten?

Ich will hier nicht auf die verschiedenen *Synthetics* (Polyamid, Polyacryl, Perlon, Dralon usw.) im einzelnen eingehen, sondern auf die Punkte hinweisen, die sie alle gemeinsam haben. Sie sind angenehm für die Hausfrau, nicht für den, der sie auf der Haut trägt, auch wenn sich die Trageeigenschaften seit der Zeit der Nyltest-Blusen und Perlonhemden verändert haben. Synthetische Fasern nehmen kaum Wasser auf, quellen nur wenig – deshalb sind sie so schnell wieder trocken. Schweiß und Stoffwechselprodukte können von der Faser nicht aufgenommen werden. In den Gewebezwischenräumen bilden sie zusammen mit Schmutz einen guten Nährboden für Keime, Pilze und Bakterien. Bleibt der Schweißfilm längere Zeit auf der Haut liegen, kommt es zur Rückresorption, d. h. die Haut nimmt ihn und auch die Stoffwechselschlacken wieder auf. Unter synthetischem Gewebe kommt es leichter zu einem Hitzestau, weil ein dosiertes Regulieren der Körpertemperatur entsprechend der Außentemperatur nicht möglich ist.

Tägliches Waschen ist notwendig. Schon bei der Herstellung wird die Umwelt belastet. Ebensowenig verrotten diese Fasern, wenn man sie aussortiert.

Bei *Mischgewebe* wird z. B. Baumwolle mit Synthetikfasern vermischt. Man versucht damit, Pflegeleichtigkeit und günstigere Trageeigenschaften zu kombinieren. An die natürlichen Eigenschaften von Wolle oder Seide reicht man damit jedoch nicht heran.

In einer Zeit, wo viele Menschen «pflegeleichte» Bekleidung verlangen, verändert man auch Naturfasern, um ihnen pflegeleichte Eigenschaften zu verleihen. Sie verlieren dabei ihre natürliche Faserstruktur und damit ihre positiven Eigenschaften und werden den Synthetics ähnlicher. Das deutsche Textilkennzeichnungsgesetz läßt die Bezeichnung «reine Schurwolle» und «reine Baumwolle» auch für solche «veredelten» Textilien zu.

Superwash-Schurwolle: waschmaschinenfest, filzt nicht! Die einzelnen Wollfasern wurden mit einem Kunstharzfilm ummantelt. Nur dieses Kunstharz kommt mit der Haut in Berührung.

Eulanisierte Schurwolle: Durch das Eulanisieren verändert man die Eiweißsubstanz der Wolle so, daß Motten und Käfer sie nicht mehr genießen können. Verwendete Mittel: Eulan ® BASF und Mitin ® Ciba-Geigy. Industrielle Wollprodukte sind fast immer eulanisiert, weil man schon im Wollager Schäden durch Insektenfraß verhindern will. Die steigende Nachfrage nach naturbelassener Wolle hat dazu geführt, daß einige Hersteller mittlerweile darauf verzichten. Ihre Produkte tragen den Hinweis: naturbelassen, nicht mottenecht!

Schurwolle filzfrei: Die Wolle wird so behandelt, daß sich die Schuppen von der Wollfaser nicht mehr abspreizen können. So können sie sich beim Waschen nicht mehr ineinander verhaken.

Baumwolle mercerisiert: Durch Behandlung mit Natronlauge wird die Baumwolle in ihrer Struktur verändert. Sie wird dichter und fester und weniger durchlässig.

Tagesrhythmus

Gegen die zerstörerischen Kräfte der Nervosität und Hektik, Zerfahrenheit, Unlust und Langeweile im Schulkindalter bis hin zu den Krankheitsbildern der vegetativen Störungen schützt am besten ein vernünftiger Rhythmus von Wachen und Schlafen, Essen und Spiel, Arbeit und Ruhe.

Rhythmus ist Zeit, Maß und Ordnung der Bewegungen, das Wiederholen von Ähnlichem in ähnlichen Zeiträumen. Ein ausgewogener Rhythmus ist eine Grundbedingung für unsere Gesundheit.

Um einen solchen gesunden Rhythmus zu lernen, muß das Kind Regelmäßigkeiten im Tagesablauf erleben.

Die «innere biologische Uhr» (endogener Rhythmus) wird im Kindesalter in allen regelmäßigen Tätigkeiten erworben und dann von den äußeren Einflüssen unabhängig. Ein geregelter Tagesablauf, ein Wechsel zwischen verschiedenen Tätigkeiten und Ruhepausen und die Liebe, die dem Kind aus dieser Tagesgestaltung entgegenkommt, prägen sich tief in den Körper ein. Bei einem gesunden Erwachsenen ist die biologische Uhr so ausgebildet, daß die Organe nach einem strengen Tages-Nacht-Rhythmus arbeiten und sich dieser Rhythmus auch dann nicht verändert, wenn der Erwachsene die «Nacht zum Tage» erklärt. Der Leber-Rhythmus z. B. verändert sich bei einem Nachtarbeiter nicht, auch wenn er tagsüber schläft und nachts wach bleiben muß.

Wiegen und schaukeln, Kinderreime und Lieder mit Refrain, wiederholt erzählte Märchen, Morgen- und Abendgebet, das alles wirkt bis in die Abstimmung der Rhythmen einzelner Organe.

Man trägt das Wissen davon instinktiv in sich – beruhigt unwillkürlich einen schreienden Säugling mit wiegenden Bewegungen, leisem Singen oder Summen. Bei einem Säugling in der Familie atmen alle auf, wenn er nach einigen Wochen *seinen* Rhythmus gefunden hat. Wenn sein Schlafen und Wachen, Hunger und Sattsein nicht mehr den Rhythmus der anderen Familienmitglieder durcheinanderbringen.

Bei einem Säugling lassen sich die Auswirkungen, die die Umgebung auf seinen Körper hat, gut beobachten:

Die Atemzüge eines schlafenden Säuglings sind noch unregelmäßig; flache und tiefe, rasche und gedehnte Atemzüge wechseln in unregelmäßiger Reihenfolge ab. Der Herzschlag ist noch unregelmäßiger als bei einem gesunden Erwachsenen und darf es auch sein. Beobachten Sie einmal einen Säugling, der zum Stillen angelegt wird, und achten Sie darauf, wie sich seine Atmung, seine Hautfarbe und sein Herzschlag verändern, während er trinkt.

Ist das Kind dann etwas älter, so ist es häufig mit der geregelten Nahrungsaufnahme vorbei:

Es gibt ein «trockenes Kinderwagenbrötchen», einen Schokoladenkeks, eine Banane, einen Lutscher zwischendurch. Wenn keine festen Essenszeiten von außen gesetzt sind – z. B. durch die Mittagspause des Vaters oder weil Geschwisterkinder hungrig aus der Schule kommen –, wird die Mittagsmahlzeit oft flexibel eingerichtet. Einmal um zwölf Uhr, weil am Nachmittag Besuch kommt, einmal um vierzehn Uhr, weil man noch so viel zu erledigen hatte oder weil das Wetter gerade so schön ist. Bei einer solchen Ernährung muß der Magen immer in «Hab-Acht-Stellung» für einen Arbeitsanfall bereit sein. Es kommt Hektik auf im Verdauungsapparat.

Ebenso «kränkt» ein Nebenbei-Essen (neben dem Fernseher, neben dem Radio) den Magen. Rasches Kauen, Hinunterschlingen machen ihm die Arbeit schwer.

Sorgfältiges Kauen, bei Vollkornernährung gar nicht zu vermeiden, und liebevolle Aufmerksamkeit beim Essen ohne Ablenkung bedeuten dagegen Rhythmuspflege. Vielleicht beginnt man das Essen mit einem gemeinsamen «Gu-ten-Ap-pe-tit» und faßt sich dabei an den Händen. So hat die Mahlzeit einen Anfang. Der Koch oder die Köchin, die einige Mühe und Zeit für die Zubereitung aufgewendet haben, freuen sich sicher auch darüber, wenn ihrem Essen gebührende Beachtung geschenkt und es nicht lieblos hineingestopft wird.

Das Auge ißt ebenfalls mit. Schon beim Anblick einer Speise beginnt der Körper, sich auf die Verdauung vorzubereiten. Dann folgen als weitere Sinneseindrücke Geruch und Geschmack, und vielfältige rhythmische Prozesse – das Kauen, die peristaltischen Bewegungen der Speiseröhre, des Magens, des Darms – verwandeln das Essen in einen kontinuierlichen Aufsaugeprozeß durch die Darmzotten.

Solche Prozesse lassen sich überall im Körper finden. Selbst die festesten Substanzen wie Knochen und Zähne entstehen im rhythmischen Wechsel von Auf- und Abbau.

Im Tagesrhythmus eine Mittagspause auch für das ältere Kind einzurichten, fällt nicht immer leicht, ist aber lohnend, weil dadurch eine Aufbauphase auch am Tag ermöglicht wird.

Und zwischen den Zeiten für Essen und Schlafen bleibt Zeit für Spiele und Erleben. Auch hier gesundet die Organrhythmik durch Spiele, die das ganze Wesen des Kindes beteiligen und erfassen. Solche Elemente sind z. B. in Reigenspielen, Hüpf- oder Hinkekasten oder Seilspringen enthalten. Ansonsten gestaltet sich der Tag so, daß das Kind sinnvolle Tätigkeiten erlebt, die es nachahmen kann. Es arbeitet ernsthaft mit: kocht Suppe, backt Kuchen, wischt und wäscht, gräbt, sät und erntet, spielt und werkelt, wenn es diese Tätigkeiten von der Hand des Erwachsenen erlebt und nicht von der Maschine. So muß der Tag nicht extra für die Kinder gestaltet werden, weil sie ihn auf die ihnen gemäße Weise miterleben.

Und an festen Punkten des Tages orientiert sich die ganze Familie oder versucht es zumindest. Wenn man das einige Zeit durchhält, merkt man, wie gesundend dies auch für den Erwachsenen ist: Er hat plötzlich mehr Zeit.

Gesunde Ernährung

Der eigene Weg zu einer gesunden Ernährung bewegt sich heute häufig zwischen solchen Extremen: «Ach, gesund ist doch heute gar nichts mehr, wenn man darauf achtet, was drin ist, kann ich ja gar

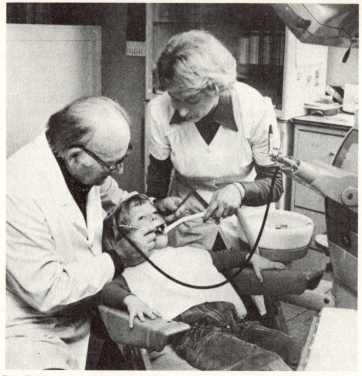
Der Zahnarzt bekommt bei der ungesunden Ernährung viel Arbeit (Foto aus «Süße Sachen» von Horst Speichert)

nichts mehr essen» – «Zu diesem Kindergeburtstag lasse ich mein Kind natürlich nicht gehen. Bei denen gibt es Weiß-Mehl-Kuchen und gefärbte Süßigkeiten.»

Großmutter und Urgroßmutter schütteln meist verwundert den Kopf, wenn sie die Bemühungen junger Eltern in der Küche erleben. Zu ihrer Zeit war Ernährung kein Diskussionsthema, es wurde «gegessen, was auf den Tisch kommt». Doch das war von offensichtlich anderer Qualität und Zusammensetzung.

Fleisch gab es nur an Sonn- und Feiertagen, unter der Woche viel Gemüse (überwiegend als Eintopf), die Rezepte richteten sich nach der Jahreszeit, und den Salat gab es im Sommer, im Dezember dagegen höchstens einmal Feldsalat. Gemüse, Kartoffeln und Obst kamen aus der unmittelbaren Umgebung, häufig aus dem eigenen Garten.

Exotische Leckereien fehlten. Fleisch stammte von draußen oder im Stall aufgewachsenen Tieren, nicht aus dem Mastbetrieb. Das Hausschwein wurde mit Küchenabfällen gefüttert, nicht mit Kraftfutter. Die Eier stammten von mistkratzenden Hühnern und nicht aus der Legebatterie. Obstsaft wurde aus frisch gepflücktem Obst hergestellt und in Zeiten der Obstschwemme, und nicht aus verdünnten tiefkühlgelagerten oder sonstwie vorbereiteten Obstkonzentraten. Äpfel wurden geerntet, wenn sie reif waren, und dann auch größtenteils gegessen oder verarbeitet. Einen Wurm im Apfel, eine fleckige, schrumpelige Schale empfand niemand als Qualitätsminderung. Der Rest wurde im Keller eingelagert. Viele Sorten lassen das heute gar nicht mehr zu. Sie werden unreif gepflückt, im Kühlhaus gelagert und erst kurz vor dem Verkauf künstlich nachgereift. Süßigkeiten waren eine absolute Seltenheit.

Dann entdeckten Naturwissenschaftler die einzelnen «Wirkstoffe» und isolierten sie aus ihrem natürlichen Gefüge. Ernährungsprozesse wurden auch nach naturwissenschaftlichen Gesichtspunkten untersucht, dem Körper als «Verbrennungsmaschine» mußten mit der Nahrung die notwendigen Verbrennungsstoffe zugeführt werden. Man konnte mit dem Kalorienzählen beginnen. Man hatte herausgefunden, welche Stoffe die Pflanzen zu ihrem Wachstum brauchen, also konnte man ihr diese wohldosiert mit künstlichen Düngemitteln zuführen. Konnte die Pflanze damit nicht so gut zurechtkommen, war z. B. der Getreidehalm zu dünn und zu lang, um die neue ertragreiche Ähre zu tragen, was lag näher, als einen kürzeren Halm zu züchten? An die geschmacklichen Veränderungen gewöhnt man sich schnell, wenn es nur noch die neuen Sorten gibt. Blühen die gedüngten Pflanzen erst verspätet oder gar nicht, werden sie halt mit Kali- oder Phosphorsalzen behandelt. Und wo der durch eine solche Behandlung (Mißhandlung) in seiner Artenvielfalt verarmte Acker schädlingsanfällig wird, hilft wieder die Chemie.

Erst als die Folgen für die Natur nicht mehr zu übersehen waren, setzte (leider immer noch nicht bei allen) ein Umdenkungsprozeß ein. Man begann zu ahnen, daß Zusammenhänge zwischen der Entwicklung der Natur und der des Menschen bestehen.

Eine gesunde Ernährung beginnt mit einer gesunden Landwirtschaft. Einer Landwirtschaft, die sich um eine Gesundhaltung von Boden, Pflanzen, Tier und Mensch kümmert. Und Gesundungsprozesse in Gang bringt, wo die Erde schon erkrankt ist. Die biologisch-dynamische Wirtschaftsweise verfolgt dieses Ziel konsequent schon seit Jahrzehnten. Ihre Produkte sind gekennzeichnet durch die Warenzeichen «Demeter» und «Biodyn». Weitere Informationen über

diese Art des Landbaus, über die Produkte bekommt man vom Demeter-Bund und beim Forschungsring für biologisch-dynamischen
Landbau (s. Adressen im Anhang).

Der Verdauungsvorgang beginnt beim Schmecken. Es «läuft einem
das Wasser im Mund zusammen». Damit beginnt zugleich die Abson-
derung der Verdauungssäfte (Magen, Bauchspeicheldrüse und Darm
werden aktiv). Eine gesunde Ernährung muß das zustande bringen.
Sie muß gut schmecken und kann das problemlos!

Häufig fällt zunächst auch den «Umdenkern» der Abschied vom
Weißmehlbrötchen, vom raffinierten Zucker, von der Schokolade
und vielleicht auch vom Jägerschnitzel mit Pommes Frites schwer.
Auch der Verzicht auf die schnelle Küche, die die Zusammenstellung
einer Mahlzeit aus Tiefkühlkost, Kochbeutel und Dose ermöglicht,
fällt nicht jedem leicht.

Gesunde Ernährung ist vor allem ein Thema für die Erwachsenen,
weniger für die Kinder. Die Kinder nehmen teil an dem, was die Erwachsenen vorleben. Solange die Erwachsenen die gesunden Sachen
gerne essen, gibt es bei ihnen nur selten Probleme.

Bei uns zu Hause wird nicht künstlich ein Gesundheitsbewußtsein
«angestachelt», indem wir unsere Kinder schon im frühen Alter über
«gespritzt» und «ungespritzt», «Kunstdünger» und «Chemiegift» ausgiebig informieren. Wir begründen unsere Auswahl von Lebens-
mitteln anders. Das Mehl stammt vom Korn eines Bauern, der die
Pflanzen und die Erde besonders lieb hat – vielleicht besuchen wir ihn
einmal. Wir sind der Meinung, daß unsere Kinder vor allem Liebe zur
Mutter Erde entwickeln müssen. Sie ist uns genauso wichtig wie
gesunde Kost. Unsere Kinder erleben auch bei uns Erwachsenen Ehr-
furcht und Dankbarkeit für die Gaben der Erde z. B. beim Tischgebet.

Eine abwechslungsreiche vollwertige Kost verlangt vom Organismus eine differenzierte Kraft und Anstrengung für die Verdauungs-
und Aufbauprozesse. Die Qualitätsfrage wird nicht mehr beantwortet
durch die Quantität bestimmter Lebensbausteine, sondern durch das
«Wie ist dieser Stoff entstanden, welche Prozesse in der Natur haben
bei seiner Bildung mitgewirkt?» So wird z. B. die Stärke, die unterir-
disch in der Kartoffel gebildet wird, dem Körper etwas anderes vermitteln als die Stärke, die im Getreidekorn entstanden ist.

Für die Praxis gibt es heute vielfältige Anregungen. In meiner Küche finden sich die Bücher: «Bunte Nudeln und Schokoquark»; «Süße
Sachen»; «Die Kunst des Backens»; «Zur Qualität der Ernährung»;
Demeter Blätter (erscheinen zweimal jährlich, kostenlos); «Getrei-
degerichte einfach und schmackhaft»; «Lillis Grünkernklöpse»; «Na-

136

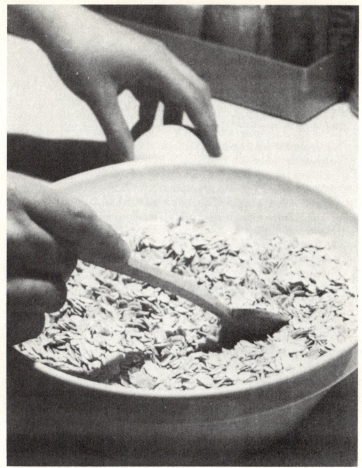
Ein Müsli ist schnell zubereitet (Foto aus: «Süße Sachen» von Horst Speichert)

turkostschleckereien»; «Getreideküche im Rhythmus der Wochentage»; «Ernährung unserer Kinder»; «Zeitgemäße Getreideernährung». In meine Buchempfehlungen im Anhang habe ich einige aufgenommen. Daneben steht ein Karteikasten, in dem sich die bewährten Rezepte sammeln.

So ist z. B. Barley-Water ein Hausmittel bei fieberhaften Erkältungen (gesund ist es auch im Sommer):

50 g Gerstenkorn (Demeter) in

2 Liter Wasser
eineinhalb Stunden kochen
die Körner absieben
Saft und Schale einer gewaschenen und ungespritzten Zitrone
ein Eßlöffel Honig und
so viel Apfelsaft, daß es den Familienmitgliedern gut schmeckt.
Den Gerstentrunk kann man heiß oder kalt trinken und ihn z. B.
durch Sanddorn oder Schlehensaft geschmacklich verändern.

Zuletzt noch ein paar Anregungen für appetitlose Kinder, denn in
meinen Kursen höre ich häufig: «Mein Kind hat keinen Hunger.»

Appetitlosigkeit ist ja eine Interessenlosigkeit des Organismus an
der Nahrung. Nur selten steckt eine organische Ursache dahinter. Das
muß man allerdings ärztlich abklären.

Häufig ist ein Kind appetitlos, wenn eine Erkrankung im Anzug ist
oder wenn es noch nicht wieder ganz gesund ist. Hier kommt der Appetit von ganz alleine wieder, und das Kind bekommt bis dahin zu
trinken und so viel zu essen wie es mag.

Appetitlosigkeit kann durch unregelmäßige Essenszeiten hervorgerufen werden, aber auch durch ein Kümmernis, das dem Kind den
Appetit verschlagen hat. Manchmal ist es einfach die falsche Vorstellung der Erwachsenen über die Mengen, die ein gesundes Kind zu
essen hat, manchmal die gedrückte Stimmung bei Tisch. Auch die
Angst vor dem hochvollgeschöpften Teller, vor den Ermahnungen
oder dem Ausgeschimpftwerden verstärken die bestehende Appetitlosigkeit. Manchmal macht auch die Konzentration zweier Erwachsener auf ein Kind und seine Tischmanieren dieses appetitlos. Vielleicht
hilft es dann, die Tischrunde zu vergrößern, dann schmeckt es mindestens einem so gut, daß er die anderen etwas ansteckt. Und es fällt
nicht so sehr auf, wenn ein Kind nur wenig ißt.

Man kann einem appetitlosen Kind auch helfen, wenn man ihm nur
sehr kleine Portionen zu streng eingehaltenen Essenszeiten kommen-
tarlos serviert. Keine Zwischenmahlzeiten, keine Süßigkeiten, keine
Limonaden. Ein gepflegter, liebevoll gedeckter Tisch mit Blümchen
und Kerze, eine gelassene zuversichtliche Stimmung, ein ruhig ge-
sprochenes Tischgebet, Essen ohne Zwang, aber mit der selbstver-
ständlichen Verpflichtung, von allem einen Teelöffel voll zu probieren, schaffen die Voraussetzung dafür, daß die Appetitlosigkeit «kuriert» wird. In «kuriert» steckt «Kur» und weist darauf hin, daß eine
Veränderung hier nur mit Geduld erreicht wird und nicht von heute
auf morgen.

Keine Angst – verhungern wird kein Kind in dieser Zeit, aber es
lernt vielleicht ein ganz neues Gefühl kennen: Hunger.

Kapitel 9
Beim Arzt

Die Grenzen der eigenen Behandlung liegen für mich da, wo ich eine Situation, eine Erkrankung, einen Krankheitsverlauf nicht einschätzen kann. Und das ist immer eine individuelle Entscheidung aus der jeweiligen Situation heraus!

Man wird mit einem verschnupften Säugling früher die ärztliche Praxis aufsuchen als mit einem verschnupften Vierjährigen, bei der Erkrankung des ersten Kindes andere Grenzen setzen als bei der Erkrankung des vierten: Als meine älteste Tochter zum erstenmal hochfiebernd erkrankte, war meine Unsicherheit sehr viel größer und die Grenzen der eigenen Behandlung sehr viel enger gesteckt als jetzt. Immerhin seit gut elf Jahren erlebe ich mit meinen Kindern die verschiedensten Erkrankungen. Das geht von der einfachen Erkältung bis zur Angina oder zur Mittelohrentzündung, vom einfachen Husten bis zur spastischen Bronchitis, vom verdorbenen Magen bis zum Brechdurchfall, und auch der größte Teil der sogenannten Kinderkrankheiten liegt hinter uns. Ich habe in diesen Jahren unzählige blaue Schienbeine, geprellte Knie, Beulen, Insektenstiche behandelt, etliche Meter Pflaster verbraucht und viele therapeutische Wickel, Bäder, Abwaschungen und Einreibungen kennengelernt.

Mit jedem Krankheitsverlauf nahm meine Sicherheit zu.

Maßgeblich an dieser positiven Entwicklung beteiligt ist unser Kinderarzt, in dem wir so etwas wie einen väterlichen Freund gefunden haben. Einen solchen Arzt würde ich allen Eltern wünschen: Die gemeinsame Betreuung des Kindes geht weit über das Ausstellen von Rezepten hinaus und ist bemüht, mit den Kräften der Natur und nicht gegen sie zu arbeiten. Je besser man sich so umfassend vom Arzt begleitet weiß, um so eher werden die Grenzen der Behandlung weiter gezogen werden können.

Wer nach einem Arzt sucht, der Erfahrungen mit der Naturheilkunde oder der anthroposophisch erweiterten Medizin hat, dem helfen die Adressen im Anhang weiter.

Wie finde ich den Arzt meines Vertrauens?

Arztbesuche waren für uns immer etwas Positives, wir freuten uns darauf, mit dem Arzt die Entwicklung unserer Kinder anzuschauen und notwendige Behandlungen zu besprechen. Viele Mütter und Väter berichten allerdings über eine ganz andere Realität in den Arztpraxen. Diese «Fünf-Minuten-Medizin» hat den Blick für die Gesamtpersönlichkeit verloren und stellt nicht mehr die Frage nach dem Sinn einer Krankheit.

Kurzfristig gesehen mag es richtig erscheinen, einen Husten, der das Kind so quält, abzublocken, das Fieber, das das Kind so mitnimmt, zu unterdrücken, das zappelige Kind «ruhig zu stellen», bei dem Kind, das unter Schlafstörungen leidet (und damit die Eltern ganz schön strapaziert) mit Schlafmitteln für eine ungestörte Nachtruhe aller Beteiligten zu sorgen.

Ich hätte allerdings keinen guten Eindruck bei einem Arztbesuch, wenn der Mediziner die Erkrankung des Kindes nur wie einen Defekt betrachtet, den man möglichst schnell wieder aus der Welt schafft. Ich möchte neben seiner fachlichen Kompetenz auch sein Interesse an diesem Kind erleben. Ich möchte von ihm einbezogen werden in die Behandlung. Er sollte sich bemühen, eine individuelle Behandlung für einen ganz bestimmten Patienten in einer ganz bestimmten Situation zu finden. Jede Erkrankung ist eine Einmaligkeit!

Der Arzt sollte den Alltag des Kindes als einen wesentlichen Teil in seine Überlegungen mit einbeziehen und auch hier in der Lage sein, Anregungen zu geben. Ernährung, Bekleidung, Erziehung, Tagesgestaltung prägen ja die Konstitution des Kindes, das, woran sich entscheidet, ob es erkrankt und wie es erkrankt.

Ich möchte mit dem Arzt meines Vertrauens so zusammenarbeiten können, daß es gelingt, dem Kind eine gute körperliche Grundlage für seine seelisch-geistige Entwicklung zu geben.

Seine beratende Funktion (von den Krankenkassen schlecht honoriert) empfinde ich als besonders wichtig. Nur nach einer ausreichenden Beratung bleibt für die Eltern ein Spielraum: sich für eine Impfung zu entscheiden oder dagegen, für eine Behandlung oder ein Abwarten.

Die Eltern müssen selbst davon überzeugt sein, daß es ihrem Kind nützt, z. B. die Ernährung umzustellen, den Tagesrhythmus zu verändern, die Schlafstörungen pädagogisch anzugehen. Nur so wird es langfristig möglich sein, mündige Patienten, die sich ihrer Rechte bewußt sind, als Partner in der Behandlung zu gewinnen.

In der «Deklaration von Lissabon» sind die Rechte des Patienten niedergelegt:

«Der Arzt sollte immer, auch angesichts faktischer, ethischer oder rechtlicher Schwierigkeiten, seinem Gewissen folgen und nur dem Wohl des Patienten dienen. Die folgende Deklaration enthält einige der wesentlichen Grundrechte, welche die Ärzte für die Patienten sicherstellen wollen. Wenn die Gesetze oder die Regierung eines Landes dem Patienten diese Rechte durch Maßnahmen vorenthalten, sind die Ärzte gehalten, geeignete Mittel und Wege zu suchen, diese Rechte dennoch zu gewähren.

a) Der Patient hat das Recht auf freie Arztwahl.

b) Der Patient hat das Recht, von einem Arzt behandelt zu werden, der seine klinischen und ethischen Entscheidungen frei und ohne Einfluß von außen treffen kann.

c) Der Patient hat das Recht, einer Behandlung nach angemessener Aufklärung zuzustimmen oder sie abzulehnen.

d) Der Patient hat das Recht zu erwarten, daß der Arzt über seine persönlichen Daten Schweigen bewahrt.

e) Der Patient hat das Recht, in Würde zu sterben.

f) Der Patient hat das Recht auf geistige und moralische Unterstützung, die er auch ablehnen kann; das schließt das Recht auf Beistand eines Geistlichen seiner Religion ein.»

Die Entwicklung in Gesundheitspolitik und medizinischer Ausbildung wird maßgeblich davon bestimmt sein, in welchem Umfang es den Patienten gelingt, ihre Wünsche zu formulieren und dann ihre Forderungen durchzusetzen. Rooming-in- und Stillbewegungen können hier beispielgebend Mut machen. Es muß weiter möglich bleiben, daß ein frei gewählter Arzt des Vertrauens seine Entscheidungen über die erforderlichen Heilmittel und Therapien frei treffen kann. Persönliches Engagement gegenüber der Medizinbürokratie ist dazu unerläßlich!

Wie bereite ich einen Arztbesuch vor?

Für uns begann der Arztbesuch immer mit einer halbstündigen Autofahrt. Da ich wußte, daß am Ende dieses Besuchs wieder ein Teil Unsicherheit und Besorgnis weniger da sein würde, war ich positiv eingestimmt und das übertrug sich auf die Kinder. Die Autofahrt wurde zu einer kleinen Urlaubsreise, zumal sie uns aus der Innenstadt durch bewaldetes Gebiet und durch einen Ort mit dem herrlichen Namen «Auf dem Schnee» führte. Es wurde viel gesungen, denn meistens waren die Kinder nicht sehr krank, sondern es waren Besuche mit erkälteten Kindern wegen der Rachitisprophylaxe (einmal im Monat, da wir so auf Vitamin D 3 weitgehend verzichten konnten). Selbst bei akuten Erkrankungen oder hohem Fieber spürten die Kinder, daß wir zuversichtlich und erleichtert waren, in solchen Fällen Mediziner erreichen zu können, die weiterhalfen. So ertrug Johannes bei einer bösen Schnittverletzung das Schienen und Verbinden tapfer; er turnte auch bei den Nachuntersuchungen fröhlich in der chirurgischen Ambulanz herum und mag bis heute nur die «Pieksfrau» vom Labor nicht leiden. Er läßt sich aber von unserm Kinderarzt ohne Murren Blut abnehmen. Er weiß nämlich, daß er aufrichtig mit ihm ist. Sätze wie: «das tut nicht weh» oder Überrumpelungsaktionen kennt er nicht. «Das tut jetzt einen Moment weh» – damit kann er fertigwerden.

So sollten Sie auch einen Arztbesuch innerlich vorbereiten. Das Kind sollte beim Erwachsenen keine Angst spüren, womöglich noch kombiniert mit dem Satz: «Du mußt ja keine Angst vor dem Onkel Doktor haben.» Damit kann man die Angst buchstäblich herbeireden, denn was ist für ein Kind beängstigender, als bei einem Erwachsenen Angst zu erleben – die Angst, das Kind könnte Angst haben!

Deshalb schicke ich die Kinder lieber mit meinem Mann zum Zahnarzt, weil ich da bisher mit meiner Angst noch nicht fertig geworden bin. Und auch da konnten wir erleben, daß die Kinder recht problemlos das Ziehen von Milchzähnen, das Spritzensetzen mitmachten.

Versicherungen wie: «Dann bist du morgen wieder gesund, dann darfst du wieder aufstehen, in den Kindergarten gehen» usw. hebt man sich besser für die Zeit *nach* dem Arztbesuch auf, nicht als ein Versprechen für ein «liebes Kind» vorher.

Über diese innere Vorbereitung hinaus gehört natürlich auch eine möglichst genaue Schilderung der Vorgeschichte und des Krankheitszustandes zum Arztbesuch hinzu. So versucht man, möglichst genau zu beschreiben:

Wie hat das Kind in den letzten Tagen gehustet? War es mehr ein bellender Husten oder hörte sich das Kind verschleimt an, war es nachts eher besser oder schlechter, hustete es mehr beim Aufstehen oder abends beim Hinlegen?

· Wie häufig hat sich das Kind erbrochen? Wieviel hat es erbrochen (eine Tasse voll oder zwei, drei)?

· Wie oft am Tag hatte das Kind Durchfall, wie sah der Durchfall aus (braun, grün, schwarz, breiig, zerhackt, dünnflüssig)?

· Hat es Fieber? Wie war der Temperaturverlauf (morgens, mittags, abends gemessen)?
· Wie war der Appetit? Wie sah das Kind in den letzten Tagen aus, wie verhielt es sich? Welchen Eindruck machte das Kind?
· Gibt es in der Umgebung Kinderkrankheiten? (Bei Verdacht auf eine Kinderkrankheit nehmen Sie ihr Kind bitte nicht mit ins Wartezimmer, sondern melden sich bei der Sprechstundenhilfe).

Je genauer und umfassender dieser Vorbericht ist, desto leichter wird es dem betreuenden Arzt fallen, die geschilderte Situation und seinen Untersuchungsbefund zu einem Gesamtbild zu ergänzen. Ein Krankentagebuch, kurz, knapp und gar nicht in Schönschrift hilft in diesen Situationen oft weiter.

Man wird unmittelbar angehalten, das Kind etwas genauer anzuschauen, wenn man sich eine schriftliche Notiz darüber machen will. Über die Krankheitsphasen hinweg behält man einen Überblick: Wann war das Kind krank, welche Erkrankung hat sich an die vorhergehende angeschlossen, welche Kinderkrankheiten hatte das Kind, welche Medikamente hat es bekommen, welche Anwendungen wurden gemacht, waren Röntgenaufnahmen, Operationen erforderlich?

Ein schöner Nebeneffekt: Manchmal hat man den Eindruck, dieses Kind sei eigentlich immer krank (gerade während des ersten Kindergartenwinters erinnere ich mich an solche Gefühle) und siehe da – 14 Tage lang keine Eintragungen. Während dieser Zeit war das Kind also offensichtlich gesund!

Anhang

Was in die Hausapotheke gehört

Sie sollte an einem trockenen, kühlen Platz eingerichtet werden. Das Badezimmer eignet sich meist nicht, eher schon das Schlafzimmer. Der Medikamententeil sollte kindersicher verschlossen sein.

Inhalt:

1 Fieberthermometer
1 Splitterpinzette
1 Schere
2 Wärmflaschen (mit festgebundenen Stöpseln, weil sich diese in Haushalten mit Kindern erfahrungsgemäß gerne selbständig machen)
1 Irrigator mit Schlauch und Ansatzstück (für Einläufe) (für Säuglinge genügt eine Ballspritze)
einige Mundspatel
eine Augenbadewanne
je 2 Mullbinden 4, 6, 8, 12 cm
1 Rolle hautfreundliches Heftpflaster
1 Packg. hautfreundliches Wundpflaster (mit Mullauflage)
1 m Verbandmull
je 1 Verbandpäckchen klein, mittel, groß
1 Dreiecktuch (wenn man damit umzugehen weiß)
1 Packg. Wattestäbchen
5 Fieberzäpfchen (als «eiserne» Reserve)
Arnika-Essenz (Weleda oder Wala)
· bei Prellungen, Verstauchungen
Arnika-Wundtücher (Wala)
· man sollte sie auch in der Handtasche, im Schultornister und in der Sporttasche deponieren!
Calendula-Essenz (Weleda oder Wala)
· zur Wundbehandlung, bei Entzündungen
Combudoron-Essenz (Weleda), Combudoron-Gel
· bei Verbrennungen, Verbrühungen, Sonnenbrand, Insektenstichen

Heilsalbe
Baldriantinktur
· für die Eltern, wenn sie «kribbelig» werden, wenn es dem Kind nicht
  gut geht.

Wickeltücher in den erforderlichen Maßen aus Bourette-Seide, Leinen oder Baumwolle. Dazu passende Wolltücher – Strickschals, Wollstoff oder Webpelz.
100 g unversponnene, gekämmte Rohwolle (Krempelflor, Krempelvlies)
evt. eine Häkelnadel und einige Wollfäden (zum Befestigen der Strickschals)
einige Kieselsteine (fürs Inhalieren)

Dazu die Dinge, die man für die häusliche Behandlung braucht, – selbst zusammenstellen nach dem individuellen Bedarf z. B.:
Nasenspüler
Einmalspritzen und Nadeln
Pipettflasche
Nasensauger (für Säuglinge)
Isotonische Kochsalzlösung (Infusionsflasche mit 100 ml)

Die Teesorten, die nicht in der Küche untergebracht sind, weil sie nur im Krankheitsfall gebraucht werden.
Kamillesäckchen
tubegauz-Fingerverband (fürs Zwiebelsäckchen)
Krankentagebuch
· es enthält kurze Eintragungen, wann das Kind krank war, welche
  Medikamente, welche Anwendungen es bekam
Röntgenpaß
Impfpaß

Notdienstkalender der Apotheken

Medikamente, die speziell im Krankheitsfall verordnet wurden, werden vor dem Einräumen in die Hausapotheke beschriftet, z. B.: Husten, Frauke Oktober 1986
  So fällt es leichter, den Überblick zu behalten und alte Medikamente auszusortieren. Sie werden von den meisten Apotheken ebenso wie zerbrochene Fieberthermometer entgegengenommen und zur Vernichtung weitergegeben.

Wichtige Telefonnummern:
  Hausarzt
  Kinderarzt
  Kinderklinik
  Notarzt
  Taxi
  Giftnotrufzentrale (die Telefonnummer der Giftnotrufzentrale in
Ihrer Nähe bekommen Sie in der Apotheke)

Nützliche Adressen

Inge Altmann
Bäumlestr. 23
72813 **St. Johann-Bleichstetten**
Tel. 071 21 / 2 14 05
(Naturtextilien,
Stoffe, Strickwolle
u. a. m.)

Rolf und Ursula Aßmus
Postfach 30
Forststr. 35
74379 **Ingersheim**
Tel. 071 42 / 69 04 u. 69 20
(Naturtextilien, Bettdecken
u. a. m.)

Camphill Werkstätten
Wollwäsche Werkstatt
Lehenhof
88693 **Deggenhausertal**
Tel. 075 55 / 8 01 36

Demeter-Bund
Wellingstr. 24
70619 **Stuttgart**

Deutscher Zentralverein
homöopathischer Ärzte e. V.
Linkenheimer Landstraße 113
76149 **Karlsruhe**

Forschungsring für biologisch-
dynamische Wirtschaftsweise e. V.
Baumschulenweg 19
64295 **Darmstadt**

Gesellschaft anthroposophischer
Ärzte e. V.
Trossinger Str. 53
70619 **Stuttgart**

Hufeland Gesellschaft für Gesamt-
medizin e. V.
Friedenstraße 98
75173 **Pforzheim**

Gesellschaft der Ärzte
für Erfahrungsheilkunde e. V.
Fritz-Frey-Straße 21
69121 **Heidelberg**

Hess-Natur-Textilien
Wallstr. 8
61348 **Bad Homburg v. d. H.**
Tel. 061 72 / 2 80 25
(Bekleidung aus Natur-
materialien)

Naturzwerg
Scharnhorststr. 161
28211 **Bremen**
Tel. 04 21 / 23 97 27
(Naturtextilien, Wickeltuch-
Materialien, Stoffe, Strick-
wolle u. a. m.)

Initiative zur Förderung des
anthrop. Heilwesens
Arbeitsgruppe im Verein für ein
erweitertes Heilwesen
Auf dem Schnee 48 b
58313 **Herdecke**

Rudolf und Edeltraut Jander
Flurstr. 11
91126 **Rednitzhembach**
Tel. 09122/726 18
(Naturtextilien für Kinder, Holzspiel-
zeug, Bücher)

Kunst und Spiel
Michael Peter
Versandabteilung
Nikolaistr. 2
80802 **München**
Tel. 089/345117
(Spielzeug, Bekleidung, Bücher)

Naturinchen
Birgit Kersten
Bruckwiesenweg 5
73635 **Rudersberg-Lindental**
Tel. 07183/7623
(Komplette Wickeltuch-Materialien)

Paula Neumann
Herzentalstr. 40
CH 4143 **Dornach** (Schweiz)
(Naturtextilien u. a. m.)

Anita Pletsch
Gut Neuhof 36
35440 **Linden**
Tel. 06403/1651
(Stoffe aus Naturfasern)

Rakattl-Werkkunst GmbH
Rudolf-Steiner-Str. 4
88239 **Wangen**
(Schnittmuster und zuge-
schnittene Kleidung aus
Naturfasern)

Verein für ein
erweitertes Heilwesen
75378 **Bad Liebenzell/
Unterlengenhardt**

Empfehlenswerte Bücher

GOEBEL, WOLFGANG U. MICHAELA GLÖCKLER: Die Kindersprechstunde. Stuttgart (Urachhaus-Verlag) 1985
Ein medizinisch-pädagogischer Ratgeber, der aus langjähriger Praxis in der Kin-
derstation und in der Ambulanz des Gemeinschaftskrankenhauses Herdecke entstanden ist. Basierend auf Waldorfpädagogik und anthroposophisch erweiterter
Medizin werden auch die modernen Erkenntnisse der Schulmedizin einbezogen.

STELLMANN, H. M.: Kinderkrankheiten natürlich behandeln. München (Gräfe
und Unzer) 1983
Ein Facharzt für Kinderkrankheiten mit langjähriger Erfahrung in Naturheilkunde
und Homöopathie erklärt, wie Eltern Störungen und Erkrankungen bei Säuglingen, Klein- und Schulkindern erkennen und naturgemäß behandeln können.

LINDEN, WILHELM ZUR: Geburt und Kindheit. Frankfurt (Vittorio Klostermann-
Verlag) 1974
Aus der Praxis eines anthroposophischen Kinderarztes: Pflege, Ernährung, Erzie-
hung, Erkrankungen im Kindesalter.

WOLFF, OTTO: Die naturgemäße Hausapotheke. Verein f. e. erweitertes Heilwesen e. V., 75378 Bad Liebenzell/Unterlengenhardt
Anregungen eines anthroposophischen Arztes für die Hausapotheke, gesunde Ernährung, individuelle Lebensführung und einen bewußten Umgang mit der Krankheit.

BERATUNGSBLÄTTER der Kinderambulanz des Gemeinschaftskrankenhauses Herdecke:
– Zu den Impfungen
– Mein Kind hat Fieber
– Über das Stillen
Zu beziehen über: Wolfgang Mey, Auf dem Schnee 48b, 58313 Herdecke

VAN BENTHEM – VAN BEEK VOLLENHOVER: Krankenpflege zu Hause auf der Grundlage der anthroposophisch orientierten Medizin. Stuttgart (Verlag Freies Geistesleben) 1982

SIMONIS, W. CHR.: Taschenbuch der häuslichen Krankenpflege. Stuttgart (Verlag Freies Geistesleben) 1974
Eine praxisbezogene Anleitung für die Pflege von Kranken zu Hause – für alle Altersstufen.

EICHLER, ELS: Wickel und Auflagen. Verein f. e. erw. Heilwesen (s. Adressenverzeichnis)
Anleitungen für Pflegeberufe aus der Praxis anthroposophisch erweiterter Medizin. Für Kinderkrankenpflege genauso wie für Erwachsenen- und Altenpflege.

BÜHLER, WALTER: Der Leib als Instrument der Seele. Stuttgart (Verlag Freies Geistesleben) 1962
Arbeitsvorträge zu einer Hygiene des Lebens im umfassenden Sinne.

FIEBIG, UDO: Freiheit für Patient und Arzt. Stuttgart (Urachhaus-Verlag) 1985
Das Selbstbestimmungsrecht des Patienten als Postulat der Menschenwürde. Der Autor ist Mitglied des Bundestags seit 1969.

Merkblätter zur Gesundheitspflege. Zu beziehen vom Verein f. e. erw. Heilwesen (s. Adressenverzeichnis)
Die Merkblätter behandeln auf wenigen Seiten allgemeinverständlich je ein aktuelles Thema zur leiblichen und seelischen Hygiene oder zu Umweltfragen.

PAHLOW, M.: Heilpflanzen heute. München (Gräfe und Unzer-Verlag) 1980
Die einzelnen Pflanzen werden ausführlich vorgestellt.

PAHLOW, M.: Meine Heilpflanzen-Tees. München (Gräfe und Unzer-Verlag)
Wirksame Teemischungen für die häufigsten Alltagsbeschwerden und Erkrankungen, auch spezielle Mischungen für Kinder.

KIENLE, GERHARD, u. a.: Der Wirksamkeitsnachweis für Arzneimittel. Stuttgart (Verlag Urachhaus) 1983
Eine grundlegende Arbeit über den Erkenntniswert naturwissenschaftlich orientierter Experimente in der Medizin.

Weleda-Nachrichten, kostenlos zu beziehen bei: Weleda-AG, Möhlerstraße 3, 73525 Schwäbisch-Gemünd. Die Nachrichten erscheinen viermal jährlich.

Lehmann, Paulus J.: Die Kleidung – unsere zweite Haut. Dreieich (Bioverlag gesund leben)
Umfassender Überblick über Bekleidungsfasern und ihre Verarbeitung sowie über Fußbekleidung, Sportbekleidung, Bettmaterial und Farbwirkungen.

Rösch, Ulrich u. Traute Nierth: Kinder-Bekleidung. Werkbuch 10 für Kinder, Eltern und Erzieher. Stuttgart (Verlag Freies Geistesleben)
Arbeitsbuch mit Anregungen zur Selbstgestaltung

Sixel, Detlev: Wärme und Bekleidung in der Entwicklung des Kindes. Sonderdruck aus: Die Menschenschule Nr. 2 1978. Basel (2 binden Druck und Verlag AG) 1978

Renzenbrink, Udo: Ernährung unserer Kinder. Arbeitskreis für Ernährungsforschung, 75378 Bad Liebenzell/Unterlengenhardt
Ernährung als Grundlage für gesundes Wachstum, Konzentration, soziales Verhalten und Willensbildung

Speichert, Horst: Süße Sachen. Reinbek (rororo Taschenbuch Nr. 7481) 1982
Ein Rezeptbuch für gesunde Naschereien mit Vorschlägen zum klügeren Umgang mit der Ernährung überhaupt und Hinweisen auf die schädlichen Süßigkeiten.

Seesslen-Hurler, Beate: Bunte Nudeln und Schokoquark. Reinbek (rororo Nr. 7858) 1984
Erfolgsrezepte aus der Bioküche, die (fast) alle gemeinsam zubereitet werden können und sich zum Teil auch für erste Kochtopfabenteuer der Kinder eignen.

Lunquist, Anna: Die Qualität in der Ernährung. Rezepte für die vegetarische Küche. Goetheanum, Dornach/Schweiz (Rudolf Geering-Verlag)
439 erprobte Rezepte mit Menüvorschlägen nach Wochentagen und Monaten, der Jahreszeit entsprechend.

Lillis Grünkern-Klöpse, zu beziehen über: Packpapier-Versand und Verlag, Postfach 18 11, 49008 Osnabrück
Ein ganzes Heft voller Grünkern-Rezepte. Besonders für Getreide-Koch-Anfänger geeignet.

Demeter-Blätter, ersch. zweimal jährlich und sind kostenlos zu bez. über: Demeter-Bund, Versandstelle, Bachstr. 15, 70563 Stuttgart
Berichte über Anbau, Vermarktung und Qualitätsmerkmale einzelner Nahrungsmittel. Verschiedene Rezepte.

Jaffke, Freya: Spielzeug von Eltern selbstgemacht. Stuttgart (Verlag Freies Geistesleben) 1983
Anregungen aus Kursen mit Eltern des Kindergartens.

Pousset, Raimund: Fingerspiele und andere Kinkerlitzchen. Spiel-Lust mit kleinen Kindern. Reinbek (rororo Nr. 7774) 1983
Eine Sammlung alter und neuer Reime, Lieder, Handtheater, Quatsch- und Lügengeschichten. Zu den Liedern des Buches gibt es eine Begleitmusik auf Kassette mit Notenbüchlein zu bez. über: Büro f. wiss. Publizistik, Teutonenstr. 32 b, 65187 Wiesbaden.

Register:

Erkrankungen und ihre Behandlung
Ich gebe stichwortartig eine Zusammenfassung der im Buch aufgezeigten Behandlungsmöglichkeiten zu den einzelnen Erkrankungen

Abhärtung
→ Rosmarin-Abwaschung, S. 76
   viel Bewegung an frischer Luft, der
   Witterung entsprechend gekleidet
→ naturgemäße Bekleidung, S. 125 f

Abwehrkräfte, Stärkung der...
→ Bad mit Fichtennadelöl-Bade-
   zusatz, S. 61
→ Rosmarinölbad, S. 64
→ Fichtennadelbad, S. 65
→ Rosmarinbad, S. 66
→ Sole-Bad, S. 70
→ Salz-Abwaschung, S. 77
→ Hagebuttentee, S. 83
→ Holunderblütentee, S. 84
→ Erkältungswettertee, S. 92
→ Honig, S. 93 f

Abszeß
→ Kompresse mit Magerquark, S. 46
→ Kompresse mit Eukalyptuspaste,
   S. 46

Allergische Hautausschläge
→ Schachtelhalmbad, S. 67
→ Bad mit Equisetum-Essenz, S. 69

Angina (s. auch Halsschmerzen)
→ Halswickel mit Magerquark, S. 33
→ Gurgeln, S. 55

Appetitlosigkeit
→ Melissentee, S. 87
→ Bad mit Prunus-Essenz, S. 69
→ Gesunde Ernährung, S. 133 f

Bauchschmerzen (Blinddarmverdacht
ausschließen)
→ Bauchkompresse mit Kamille,
   S. 41
→ Bauchkompresse mit Schafgarbe,
   S. 42
→ Bauchkompresse mit Oxalis-Es-
   senz, S. 41
→ Heublumensäckchen, S. 45
→ Einreibungen, S. 79
→ Anistee, S. 81

→ Kamillentee, S. 85
→ Kümmeltee, S. 85
→ Melissentee, S. 87
→ Bauchweh-Tee, S. 92

Beruhigung
→ Bad mit Fichtennadelöl-Bade-
   zusatz, S. 61
→ Bad mit Lavendelöl-Badezusatz,
   S. 61
→ Lavendelölbad, S. 64
→ Fichtennadelbad, S. 65
→ Lavendelbad, S. 66
→ Lavendel-Abwaschung, S. 76
→ Lavendeltee, S. 86
→ Melissentee, S. 87
→ Gute-Nacht-Tee, S. 93

Blasenkatarrh
→ Blasenkompresse mit Eukalyptus-
   öl, S. 43
→ Schachtelhalmtee, S. 89
→ Sitzbad mit Kamille, S. 71

Blasen an den Füßen
→ Eichenrinde-Fußbad, S. 72

Blähungen
→ Bauchkompresse mit Kümmelöl.
   S. 42
→ Bauchkompresse mit Melissenöl,
   S. 42
→ Einreibungen, S. 79
→ Anistee, S. 81
→ Fencheltee, S. 82
→ Kamillentee, S. 85
→ Kümmeltee, S. 85
→ Teemischung gegen Blähungen,
   S. 91

Bluterguß
→ Kompresse mit Arnika-Essenz,
   S. 47
   Arnika-Wundtuch, S. 47
→ Kompresse mit Magerquark, S. 46

Darmträgheit
→ Leinsamen, S. 95

→ Dörrpflaumen, S. 95
→ gesunde Ernährung, S. 133

Durchfall
→ Heidelbeertee, S. 84
→ Pfefferminztee, S. 85

Ekzeme
nässendes Ekzem
→ Stiefmütterchen-Kompresse, S. 47
→ Stiefmütterchenbad, S. 68
→ Bad mit Quercus-Essenz, S. 69
→ Stiefmütterchentee, S. 90
Nesselsucht, Neurodermitis
→ Schachtelhalmbad, S. 67
→ Bad mit Equisetum-Essenz, S. 69
trockenes, schuppiges Ekzem
→ Kleiebad, S. 69

Entzündungen der Haut
→ Calendula-Kompresse, S. 48
→ Bad mit Calendula-Essenz, S. 68

Erbrechen
→ Bauchkompresse mit Kamille, S. 41
→ Bauchkompresse mit Oxalis-Essenz, S. 41
→ Pfefferminztee, S. 87
→ Salbeitee, S. 88

Erkältung
→ Brustwickel mit ätherischen Ölen, S. 38 f
→ Senfmehl-Kompresse für die Fußsohlen, S. 44
→ Schwitzbad (Schlenzbad), S. 59
→ Bad mit Fichtennadelöl-Badezusatz, S. 61
→ Bad mit Rosmarinöl-Badezusatz, S. 60
→ Eukalyptusölbad, S. 63
→ Heublumenbad, S. 65
→ Rosmarinbad, S. 66
→ Thymianbad, S. 68
→ ansteigendes Fußbad, S. 72
→ Senfmehl-Fußbad, S. 73 f
→ Rosmarin-Abwaschung, S. 76 f
→ Einreibungen, S. 79
→ Nasenspülung, S. 51 f
→ Inhalieren, S. 49 f
→ Hagebuttentee, S. 83
→ Holunderblütentee, S. 84
→ Lindenblütentee, S. 87

→ Melissentee, S. 87
→ Erkältungswetter-Tee, S. 92
→ Honig, S. 93 f
→ ausreichende Luftfeuchtigkeit, S. 51

Fieber
→ Pulswickel mit Arnika-Essenz, S. 103
→ Pulswickel mit Zitronensaft, S. 103
→ Einreibung mit Lavendelöl, S. 80
→ Wadenwickel, S. 105 f
→ Pfefferminztee-Abwaschung, S. 77
→ Hagebuttentee, S. 83
→ Holunderblütentee, S. 84
→ Lindenblütentee, S. 87
→ Barley-Water, S. 137 f

Furunkel
→ Kompresse mit Magerquark, S. 46
→ Kompresse mit Eukalyptuspaste, S. 46

Fußpilz
→ Eichenrinde-Fußbad, S. 72
→ Salbei-Fußbad, S. 73
→ Schafwollsocken, S. 127

Halsschmerzen
→ Halswickel mit Zitrone (kühl), S. 31
→ Halswickel mit Zitrone (heiß), S. 32
→ Halswickel mit Zitronenscheiben, S. 33
→ Inhalieren, S. 49 f
→ Gurgeln, S. 55
→ Salbeitee, S. 88
→ Abwaschung mit Salz, S. 77

Hautpflege
→ Einreibungen, S. 79

Heuschnupfen (unterstützende Behandlung)
→ Honig, S. 93 f

Husten
→ Brustwickel mit Lavendelöl, S. 38
→ Brustwickel mit Latschenkiefernöl, S. 38
→ Brustwickel mit Eukalyptusöl, S. 38
→ Dampfkompresse mit Lavendelöl, S. 39
→ Brustwickel mit Zitronensaft, S. 38
→ Heublumensäckchen, S. 45

→ Brustwickel mit Senfmehl, S. 34f
→ Brustwickel mit Magerquark, S. 37
→ Bad mit Fichtennadelöl-Badezusatz, S. 61
→ Eukalyptusölbad, S. 63
→ Latschenkiefernölbad, S. 64
→ Inhalieren, S. 49f
→ Honig, S. 93f
→ Thymianölbad, S. 65
→ Fichtennadelbad, S. 65
→ Thymianbad, S. 68
→ Anistee, S. 81
→ Eibischtee, S. 82
→ Fencheltee, S. 82
→ Lindenblütentee, S. 87
→ Spitzwegerichtee, S. 89
→ Thymiantee, S. 90
→ Hustentee, S. 92
→ ausreichende Luftfeuchtigkeit, S. 51

Insektenstiche
→ Combudoron-Kompresse, S. 47f
→ Arnika-Kompresse, S. 47
→ Arnika-Wundtuch, S. 47

Kiefernhöhlenentzündung (s. Nasennebenhöhlenentzündung)

Keuchhusten
→ Brustwickel mit Zitronensaft, S. 38

Lymphknotenentzündung
→ Halswickel mit Eukalyptuspaste, S. 29
→ Halswickel mit Archangelikasalbe, S. 30
→ Salz-Abwaschung, S. 77

Madenwürmer (Oxyuren)
→ Möhrenrohkost, S. 95

Mandelentzündung
→ Halswickel mit Magerquark, S. 32
→ Gurgeln, S. 55
→ Senfmehl-Fußbad, S. 73

Mumps
→ Halswickel mit Eukalyptuspaste, S. 29f
→ Halswickel mit Archangelikasalbe, S. 30f
→ Bauchkompresse mit Oxalis-Essenz, S. 41

→ Bauchkompresse mit Schafgarbe, S. 42

Mundfäule
→ Honig, S. 93f
→ Mundspülungen, S. 54

Nagelgeschwür, Nagelumlauf (s. Panaritium)

Nasennebenhöhlenentzündung
→ Inhalieren, S. 49f
→ Nasenspülung, S. 51f
→ Senfmehl-Fußbad, S. 73f
→ Senfmehl-Kompresse für die Fußsohlen, S. 44

Nesselsucht, Neurodermitis (s. Ekzem)

Ohrenschmerzen
→ Kamillesäckchen, S. 25
→ Zwiebelsäckchen, S. 25
→ Nasenspülung, S. 51f

Panaritium (Nagelgeschwür, Nagelumlauf)
(nur für das Anfangsstadium, ärztliche Beratung ist unbedingt erforderlich!)
→ Calendula-Kompresse, S. 48
→ Kompresse mit Magerquark, S. 46
→ Kompresse mit Eukalyptuspaste, S. 46f

Pilzinfektionen
vorbeugend – Einreibungen, S. 79
s. auch Fußpilz

Polypen
→ Senfmehl-Kompresse für die Fußsohlen, S. 44
→ Sole-Bad, S. 70
→ Salz-Abwaschung, S. 77
→ Inhalieren, S. 49f
→ Schachtelhalmtee, S. 89

Quetschungen
→ Kompresse mit Arnika-Essenz, S. 47
    Arnika-Wundtuch, S. 47
    Arnika-Salbenverband, S. 47
→ Kompresse mit Magerquark, S. 46

Rachenentzündung, Rachenkatarrh
→ Inhalieren, S. 49f
→ Gurgeln, S. 55
→ Eibischtee, S. 82
→ Salbeitee, S. 88

Schlafstörungen
→ Bauchkompresse mit Kamille, S. 41
→ Bauchkompresse mit Oxalis-
Essenz, S. 41
→ Bad mit Lavendelöl-Badezusatz,
S. 61
→ Lavendelölbad, S. 64
→ Lavendelbad, S. 66
→ Lavendelabwaschung, S. 76
→ Lavendeltee, S. 86
→ Melissentee, S. 87
→ Gute-Nacht-Tee, S. 93
**Schleimhautentzündungen im Mund-
und Rachenraum**
→ Mundspülungen, S. 54
→ Mundpinselungen, S. 55
→ Eibischtee, S. 82
→ Huflattichtee, S. 85
Schnupfen
→ Nasenspülung, S. 51 f
→ Inhalieren, S. 49 f
→ Senfmehl-Fußbad, S. 73
→ Senfmehl-Kompresse für die Fuß-
sohlen, S. 44
→ ausreichende Luftfeuchtigkeit,
S. 51
Schock-Verarbeitung
→ Bauchkompresse mit Oxalis-
Essenz, S. 41
Schürfwunden
→ Calendula-Kompresse, S. 48
Calendula-Salbenverband, S. 48
→ Teilbad mit Calendula-Essenz,
S. 74
Schweißfüße
→ Eichenrinde-Fußbad, S. 72
→ Salbei-Fußbad, S. 73
→ Schafwollstrümpfe, S. 127
Sonnenbrand
→ Combudoron-Kompresse, S. 47 f
→ Kompresse mit Magerquark, S. 46
Soor im Mundbereich
→ Mundpinselungen, S. 55

Stirnhöhlenentzündung (s. Nasen-
nebenhöhlenentzündung)
Stoffwechel, Anregung des…
→ Bauchkompresse mit Schafgarbe,
S. 42
→ Melissenölbad, S. 64
→ Rosmarinölbad, S. 64
→ Heublumenbad, S. 65
Übelkeit
→ Bauchkompresse mit Kamille,
S. 41
→ Bauchkompresse mit Oxalis-
Essenz, S. 41
→ Pfefferminztee, S. 87
→ Salbeitee, S. 88
Verbrennungen, Verbrühungen
→ Combudoron-Kompresse, S. 47 f
Combudoron-Salbe, S. 47
→ Teilbad mit Combudoron-Essenz,
S. 74
Verstopfung
→ Leinsamen, S. 95
→ Dörrpflaumen, S. 95
→ gesunde Ernährung, S. 133 f
Windpocken
→ Bad mit Fichtennadelöl-Bade-
zusatz, S. 61
→ Kamillenbad, S. 66
→ Stiefmütterchenbad, S. 68
Wundsein
→ Bad mit Calendula-Essenz, S. 68
→ Bad mit Quercus-Essenz, S. 69
→ Kleiebad, S. 69
→ Kamillen-Sitzbad, S. 71
→ Ringelblumen-Sitzbad, S. 71
Wunden, schlecht heilende…
→ Calendula-Kompresse, S. 48
Calendula-Salbenverband, S. 48
→ Bad mit Equisetum-Essenz,
S. 69
Zahnfleischentzündungen
→ Mundspülungen, S. 54
→ Mundpinselungen, S. 55

Mit Kindern leben

Schwangerschaft, Geburt und die ersten Lebensjahre.

Ines Albrecht-Engel (Hg.)
Geburtsvorbereitung *Handbuch für werdende Mütter und Väter. Empfohlen von der Gesellschaft für Geburtsvorbereitung*
(rororo sachbuch 9392)

Hermann Bullinger
Wenn Männer Väter werden
Schwangerschaft, Geburt und die Zeit danach im Erleben von Männern
(rororo sachbuch 7751)
Wenn Paare Eltern werden
Die Beziehung zwischen Frau und Mann nach der Geburt des Kindes
(rororo sachbuch 8096)

Irene Dalichow
Sanfte Massagen für Babys, Kinder und Eltern *Liebe, die durch die Haut geht*
(rororo sachbuch 8597)

Ulrich Diekmeyer
Das Elternbuch 1 - 6
(rororo sachbuch 9120 - 9125)

Sabine Friedrich / Volker Friebel
Einschlafen, Durchschlafen, Ausschlafen *Ruhigere Nächte für Eltern und Kinder*
(rororo sachbuch 9397)

Hilsberg / Scheilke / Schön
Schwangerschaft, Geburt und erstes Lebensjahr *Ein Begleiter für werdende Eltern*
(rororo sachbuch 8519)

Cornelia von Hoerner-Nitsch
Das Schmusebuch *Zärtliche Spiele für Babys, Kinder und Eltern*
(rororo sachbuch 8531)

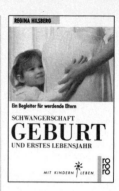

Inge Kelm-Kahl
Hausgeburt - besser für Mutter und Kind *Die neuen Erkenntnisse, die richtige Vorbereitung*
(rororo sachbuch 8762)

C. Lauterbour / M. Lehners / C. Thommes
Stillen: Ein Handbuch von A-Z
(rororo sachbuch 9191)

Liesel Polinski
Spiel und Bewegung mit Babys
Das Prager Eltern- Kind-Programm
(rororo sachbuch 9379)

Bettina Mähler/ Karin Osenbrügge
Die ersten Wochen mit dem Baby
(rororo sachbuch 8766)

J. Steidinger / K. J. Uthicke
Frühgeborene *Von Babys, die nicht warten können*
(rororo sachbuch 8504)

Ein Gesamtverzeichnis der Reihe *Mit Kindern leben* finden Sie in der *Rowohlt Revue*. Jedes Vierteljahr neu. Kostenlos in Ihrer Buchhandlung.

rororo sachbuch

3413/7

Mit Kindern leben

Praktische Tips, Ideen, Anregungen. Ratgeber für den Umgang mit Kindern im Alltag.

Gisela Brehmer
Aus der Praxis einer Kinderärztin
Entwicklung - Vollwert-Ernährung - Erste Hilfe im akuten Krankheitsfall - Alternative Heilmethoden
(rororo sachbuch 8388)

H. Clemens / R. Bean
Selbstbewußte Kinder *Wie Eltern und Pädagogen dazu beitragen können*
(rororo sachbuch 8822)
Verantwortungsbewußte Kinder
Was Eltern und Pädagogen dazu beitragen können
(rororo sachbuch 9132)

Sabine Friedrich / Volker Friebel
Entspannung für Kinder
Übungen zur Konzentration und gegen Ängste
(rororo sachbuch 9397)

Tilo Grüttner
Helfen bei Legasthenie
Verstehen und üben. Geschichten
(rororo sachbuch 8326)

H. Häsing / G. Gutschmidt
Handbuch Alleinerziehen *Mit Rechtsratgeber*
(rororo sachbuch 8896)

A. Kettner / E. Haug-Zapp
Das Kindergartenbuch *Was Eltern wissen müssen*
(rororo sachbuch 8790)

Bettina Mähler
Geschwister *Krach und Harmonie im Kinderzimmer*
(rororo sachbuvh 9316)

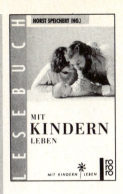

Horst Speichert
Mit Kindern leben *Ein Lesebuch*
(rororo sachbuch 8494)

Das rororo-Elternlexikon
Herausgegeben von Horst Speichert und Bernhard Schön
(rororo sachbuch 7981)

Andreas Schmidt
Väter ohne Kinder *Sorge, Recht und Alltag nach Trennung oder Scheidung*
(rororo sachbuch 9398)

R. Voß / R. Wirtz
Keine Pillen für den Zappelphilipp
Alternativen im Umgang mit unruhigen Kindern
(rororo sachbuch 8431)

Ein Gesamtverzeichnis der Reihe *mit kindern leben* finden Sie in der *Rowohlt Revue*. Jedes Vierteljahr neu. Kostenlos in Ihrer Buchhandlung.

3413/8a

Mit Kindern leben

Praktische Tips, Ideen, Ratgeber. Anregungen für den Umgang mit Kindern in der Freizeit.

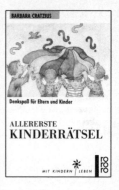

Helga Biebricher
Scherzfragen, Rätsel, Schüttelreime *Vergessenes und Neues zur Unterhaltung*
(rororo sachbuch 7662)

Gela Brüggebors
Körperspiele für die Seele *312mal Bewegung, Entspannung, Energie. Anregungen zur Psychomotorik*
(rororo sachbuch 8526)
Klüger als die Eltern... *Mentale Spiele für Kinder*
(rororo sachbuch 9354)

Kristina Hoffmann-Pieper
Basteln zum Nulltarif *Spiel und Spaß mit Haushaltsdingen*
(rororo sachbuch 7955)

Barbara Cratzius
Noch mehr Fingerspiele und andere Kinkerlitzchen *Eine Wundertüte für neue Spiellust mit kleinen Kindern*
(rororo sachbuch 8574)
Allererste Kinderrätsel *Denkspaß für Eltern und Kinder*
(rororo sachbuch 9143)

Walter Diem
Spielausflüge *Ralleys und Spiele im Grünen*
(rororo sachbuch 8443)

Sharla Feldscher
Das Spiel- und Aktionsbuch *Spaß für Kinder, Eltern, Pädagogen*
(rororo sachbuch 8867)

Bettina Hannsz
Kinder mögen Yoga *Entspannung für Körper und Seele*
(rororo sachbuch 9130)

Karin Mönkemeyer
Mit Kindern Umwelt und Natur entdecken:
Frühling
(rororo sachbuch 8828)
Sommer
(rororo sachbuch 8829)
Herbst
(rororo sachbuch 8830)
Winter
(rororo sachbuch 8831)

Beate Seeßlen-Hurler
Kinderfeste *Vorschläge für den Feierspaß von groß und klein*
(rororo sachbuch 8302)

E. Wüpper / Zirkus Kralle
Kinder, Clowns und Kapriolen *Zirkus zum Selbermachen*
(rororo sachbuch 8440)

Ein Gesamtverzeichnis der Reihe *mit kindern leben* finden Sie in der *Rowohlt Revue*. Jedes Vierteljahr neu. Kostenlos in Ihrer Buchhandlung.

rororo sachbuch

3413/8b

Mit Kindern leben

Praktische Tips, Ideen, Anregungen. Ratgeber für den Umgang mit Kindern im Alltag.

Harris Clemes/Reynold Bean
Verantwortungsbewußte Kinder
Was Eltern und Pädagogen dazu beitragen können
(rororo sachbuch 9132)

Verantwortungsbewußtsein ist ein Pfeiler der positiven Entwicklung aller Kinder, und die Fähigkeit, Verantwortung zu übernehmen, ist ein Schlüssel zur Eröffnung des persönlichen Potentials eines jeden Kindes. Dieses Buch zeigt anhand vieler Alltagssituationen, wie man Kinder in der Entwicklung ihres Verantwortungsgefühls fördern und unterstützen kann.

Selbstbewußte Kinder *Was Eltern und Pädagogen dazu beitragen können*
(rororo sachbuch 8822)

Selbstwertgefühl ist die Voraussetzung für die positive Entwicklung der menschlichen Fähigkeiten, Beziehungen einzugehen, zu lernen, kreativ zu sein und eigenverantwortlich zu handeln. Es ist gewissermaßen das Bindeglied, das notwendig ist, um die verschiedenen Eigenschaften des Kindes in ausgewogene und persönlichkeitsbildende Strukturen zusammenzufügen.
Obwohl wir alle möchten, daß unserer Kinder ein hohes

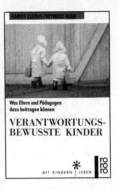

Maß an Selbstwertgefühl haben, gibt es Zeiten, da auch unsere besten Bemühungen, ihnen ein solches Gefühl zu vermitteln, nichts zu nutzen scheinen.
Dieses Buch versucht, der Ratlosigkeit in solchen Situationen entgegenzuwirken, indem es hilft, Kinder besser zu verstehen und kindliche Verhaltensweisen nachzuvollziehen.

Ein Gesamtverzeichnis der Reihe *Mit Kindern leben* finden Sie in der *Rowohlt-Revue*. Jedes Vierteljahr neu. Kostenlos bei ihrem Buchhändler.

rororo sachbuch

3413/8c